U0235596

# 眼科临床指南解读
## 内斜视和外斜视

主编　赵　晨

编　　委（按姓氏笔画排序）

文　雯　朱文卿　刘　红　刘　艳　刘　睿
吴联群　姚　静

**主编助理**

姚　静

人民卫生出版社

**图书在版编目（CIP）数据**

眼科临床指南解读. 内斜视和外斜视 / 赵晨主编. —北京：
人民卫生出版社，2018

ISBN 978-7-117-27250-6

Ⅰ. ①眼… Ⅱ. ①赵… Ⅲ. ①斜视－诊疗－指南

Ⅳ. ①R77-62

中国版本图书馆 CIP 数据核字（2018）第 180173 号

| 人卫智网 | www.ipmph.com | 医学教育、学术、考试、健康，购书智慧智能综合服务平台 |
| 人卫官网 | www.pmph.com | 人卫官方资讯发布平台 |

眼科临床指南解读
内斜视和外斜视

主　　编：赵　晨
出版发行：人民卫生出版社（中继线 010-59780011）
地　　址：北京市朝阳区潘家园南里 19 号
邮　　编：100021
E - mail：pmph @ pmph.com
购书热线：010-59787592　010-59787584　010-65264830
印　　刷：北京盛通印刷股份有限公司
经　　销：新华书店
开　　本：710×1000　1/16　印张：8
字　　数：139 千字
版　　次：2018 年 8 月第 1 版　2018 年 8 月第 1 版第 1 次印刷
标准书号：ISBN 978-7-117-27250-6
定　　价：66.00 元

打击盗版举报电话：010-59787491　E-mail：WQ @ pmph.com
（凡属印装质量问题请与本社市场营销中心联系退换）

# 前　言

美国眼科学会编写的《眼科临床指南》，明确了高质量眼科医疗服务的核心标准和内容，以期为眼科临床实践提供参考。《眼科临床指南》的内容来自目前最新最可靠的临床试验结果，或者是专家委员会对现有依据的集体判断和评估，并且其内容随着最新研究进展而不断更新。此次，我们对2017年公布的《内斜视和外斜视》临床指南进行解读，内容包含斜视的流行病学，内斜视和外斜视的检查、诊断和治疗，以及各种主要斜视类型的具体介绍和经典病例分析。经解读以后的指南，内容更为全面，更为通俗易懂，希望能成为我国斜视弱视专业人员不可或缺的一本临床实践指南。本书不仅有利于规范我国斜视弱视专业的临床实践，使其逐步与国际接轨，而且非常有利于本专业队伍的发展和壮大，为我国广大患者提供更为优质和标准的医疗服务。

本书的完成得力于复旦大学附属眼耳鼻喉科医院小儿眼科和斜弱视学组各位医生的辛勤付出和通力合作，本书的顺利出版，离不开人民卫生出版社的重视和大力支持，在此表示深深的谢意！

指南的内容，能够满足和解决大部分患者的需求，但是并不代表能够最佳解决所有患者的临床问题。为了进一步提高本书的质量，以供再版时修改，因而诚恳地希望各位读者、专家提出宝贵意见。

赵　晨

2018 年 5 月

# 目录 Contents

# 第一章　《眼科临床指南》总论

## 第一节　《眼科临床指南》简介

《眼科临床指南》（*Preferred Practice Pattern*，PPP）是美国眼科学会定期组织专家委员会在广泛审阅目前最新最可靠科学资料的基础上所编制，明确了高质量医疗服务的核心标准和内容。其突出特点是：①**遵循循证医学原则，具有很强的权威性和实用性**；②**始终立足于最新文献，定期更新，具有很强的实时性和连续性**，是目前国际公认的权威眼科诊疗指南。

斜视的最新 PPP《**内斜视和外斜视**》分册于 **2017 年**发布，内容涵盖了常见内斜视和外斜视的诊疗规范和最新研究进展，包括常见内斜视和外斜视的定义及分类，患病率、危险因素和遗传性，检查手段及其诊断意义，诊断依据，治疗准则，治疗方法的选择包括非手术治疗和手术治疗，随访评估和预防，常见斜视的特征等。本书旨在立足国内实际，对新版 PPP 进行深入解读，并结合经典病例分析，希望帮助国内医生对 PPP 进行充分理解和切实应用，规范我国斜视专业的临床实践，为广大患者提供更为优质和标准的医疗服务。

需要指出，PPP 开篇强调：**PPP 所提供的诊疗指南，并不是绝对的诊疗标准，并不保证适用于每一位患者**。PPP 适用于大多数患者，但不保证每个患者、每种情况下按此治疗模式都能取得最好的疗效。临床医师应根据每位患者的具体情况进行最终的诊疗决策。不能认为 PPP 应该包括了所有适合的诊疗方法，它不具有排他性，在存在足够临床证据的前提下，PPP 承认其他可能的诊疗方法的有效性。

（姚　静　赵　晨）

## 第二节　《眼科临床指南》的证据质量和推荐强度分级

证据质量和推荐强度是循证医学的重要概念。临床医生借助精确、合理的证据质量和推荐强度分级体系，可以避免花费大量时间和精力去检索和评价证据质量，而只需根据研究人员预先确立的质量等级和推荐意见使用各种高质量证据。

PPP 采用了苏格兰院际指南网[1]（Scottish intercollegiate guideline network，SIGN）所建议的国际统一的证据分级和推荐意见标准，以及 2004 年由"推荐等级的评估、制定与评价"（Grading of Recommendations Assessment，Development and Evaluation，GARDE）工作组[2]制定的 GRADE 分级标准[3]。PPP 中用于形成诊治建议的所有研究都按照 SIGN 和 GRADE 体系进行了证据级别、证据质量和推荐强度的分级，在给出诊疗建议时会同时给出以下 3 个指标。

## 一、证据级别（依据 SIGN 体系）

PPP 采用 SIGN 体系对证据级别进行分级，按照从高到低的级别分为 Ⅰ++ ~ Ⅲ（表 1-1），Ⅰ++ 为最优级别证据，依次递减，Ⅲ 为最低级别证据。

表 1-1　SIGN 证据分级体系

| 证据级别 | 定义 |
| --- | --- |
| Ⅰ++ | 高质量的随机对照试验的荟萃分析、系统评价或偏倚可能性很小的随机对照试验 |
| Ⅰ+ | 实施良好的随机对照试验的荟萃分析、系统评价或偏移可能性小的随机对照试验 |
| Ⅰ- | 随机对照试验的荟萃分析、系统评价或偏倚可能性大的随机对照试验 |
| Ⅱ++ | 高质量的病例对照或队列研究的系统评价<br>混杂或偏倚可能性很小而因果关联可能性大的高质量的病例对照或队列研究 |
| Ⅱ+ | 混杂或偏倚可能性小而中度可能的因果关联的实施良好的病例对照或队列研究 |
| Ⅱ- | 混杂或偏倚可能性大而非因果关联可能性大的病例对照或队列研究 |
| Ⅲ | 非分析性研究（如病例报告、系列病例分析） |

## 二、证据质量（依据 GRADE 体系）

PPP 采用 GRADE 证据质量分级体系对证据质量进行分级。GRADE 系统是一个高度结构化、基于证据的分级系统。在这一分级系统中，**研究设计是决定证据质量的首要因素**。一般来说，随机对照试验的级别优于观察性研究，设计研究的观察性研究级别高于非对照病例研究。无严重缺陷的随机对照试验为高质量证据，无突出优势或有严重缺陷的观察性研究属于低质量证据。

除研究设计之外，**GRADE 分级中，以下几个方面可降低证据质量**：

1. 研究的局限性 包括分组不完整、应当使用盲法评估的步骤未使用盲法、失访过多等。

2. 结果不一致 不同研究间大相径庭的疗效评估而研究者未能意识到或作出合理解释时，证据质量降低。

3. 间接证据 例如，欲比较两种药物的有效性，没有直接的两药对比研究，仅有两药分别与安慰剂的对比研究。

4. 精确度不够 样本量小等原因影响研究的精确度。

5. 发表偏倚 考虑到企业赞助等经济因素造成的研究发表偏倚。

**以下几个方面则可增加证据质量：**

1. 效应值很大 疗效非常显著且不同研究结果非常一致。

2. 可能的混杂因素会降低疗效或剂量 - 效应关系的存在，可能导致疗效低估时，意味着实际效应可能更大，也可能增加证据质量。

基于以上证据质量分级依据，GRADE 分级系统将证据质量分为以下 3 类：

**1. 高质量证据** 证据来源可信、设计合理，不存在降低证据质量的因素，进一步研究不太可能改变结论的可信度。

**2. 中等质量证据** 受到研究设计的限制、或存在其他降低证据质量的因素，进一步研究有可能对结论的可信度产生重要冲击，可能改变这一结论。

**3. 低质量证据** 研究设计的类型和严谨度较差，存在降低证据质量的缺陷，结论很不肯定，进一步研究很可能对结论的可信度产生重大冲击。

## 三、推荐强度（依据 GRADE 体系）

1. **强烈建议** 明显利大于弊或没有弊时。
2. **自行决定使用的建议** 利弊作用接近，或者证据质量低。

PPP 专家委员会确定的诊疗的主要发现和建议对视觉和生活质量是非常重要的。2012 年版 PPP 在每条诊疗建议之后，都列出了其支撑证据的 GRADE 质量分级（高质量证据 / 中等质量证据 / 低质量证据），以便于临床医生理解该建议的可靠性及对临床指导意义的大小。本册仍然使用上述分级体系，但未详细列出每条诊疗建议的证据质量的分级，临床医生实际应用中可参考 2012 年版证据质量分级。

（姚 静 赵 晨）

## 参考文献

1. Scottish Intercollegiate Guidelines Network. Annex B: key to evidence statements and grades of recommendations. In: SIGN 50: A Guideline Developer's Handbook. 2008 edition, revised 2011. Edinburgh, Scotland: Scottish Intercollegiate Guidelines Network. www.sign. ac.uk/guidelines/fulltext/50/annexoldb.html. Accessed September 20, 2017.

2. GRADE Working Group. Organizations that have endorsed or that are using GRADE. www.gradeworkinggroup.org/. Accessed September 20, 2017.

3. Guyatt GH, Oxman AD, Vist GE, et al. GRADE: an emerging consensus on rating quality of evidence and strength of recommendations. *BMJ*, 2008, 336(7650): 924-926.

# 第二章 内斜视和外斜视分册总论

## 第一节 斜视的诊疗流程

### 一、病史问诊（关键点）

除了常规的眼科病史询问外，本册关于斜视的病史问诊特别强调了以下5个关键点：

**1. 主诉** 包括斜视出现的时间和频率；哪只眼偏斜、向哪个方向偏斜；清醒时眼位偏斜的时间、是否可控正位、在何情况下容易出现眼位偏斜（比如劳累、生病、注意力不集中或视远物体时）；眼位偏斜的频率是否稳定、单眼还是双眼容易出现眼位偏斜；是否存在复视、眯眼、闭一只眼、歪头或其他视觉症状。回顾患者的照片对了解眼部情况也会有所帮助。比如，发病早常提示双眼视功能预后不好，歪头常提示存在下斜肌功能亢进。

**2. 眼病史** 屈光状态、是否配戴眼镜、是否接受过弱视治疗和斜视手术等对斜视类型的判断，治疗方案的选择和手术设计非常有帮助。

**3. 系统回顾** 包括出生体重、胎龄、产前和围产期病史（例如怀孕期间饮酒、吸烟和药物使用情况等）、既往住院和手术史以及身体健康状况和发育情况，特别是头部创伤史、相关的系统性疾病。极低体重（<2000g）显著增加斜视的风险，而与胎龄无明显联系[1]。头部创伤史有可能导致支配眼外肌的脑神经损伤，比如滑车神经损伤，也可因眼眶骨折和眼外肌嵌顿造成限制性斜视。系统性疾病例如重症肌无力和颅内血管瘤等可能引起麻痹性斜视。

**4. 家族史** 有无斜视和弱视的家族史，在一项大样本量的单卵双生和双卵双生研究中，发现内斜视与遗传相关，但在外斜视中却未发现如此关联[2]。

**5. 社会史** 例如所读年级、有无学习困难、行为问题或社会交往问题等。未治疗的斜视儿童双眼视潜能下降和社会交往受损，从而可能影响其社会交往和生活质量。如果斜视影响到儿童的心理和社会交往，建议早期手术。

## 二、斜视专科检查（关键点）

全面的斜视检查可以明确诊断、确定视功能及斜视状态以指导进一步的治疗。因为视力和斜视角检查时遮盖单眼会引起双眼分视，导致立体视觉的下降，并影响外斜视控制情况的评估，因此本册特别强调知觉试验（如立体视觉检查）、融合控制的评估应在视力和斜视检查之前进行。

**1. 知觉检查**　包括 Worth 四点灯试验、Bagolini 线状镜试验和立体视觉。知觉检查对于手术时机的选择和预后的评估具有重要意义。立体视觉下降是间歇性外斜视的手术适应证之一。

**2. 融合控制的评估**　外斜视的检查首先包括视远和视近时融合控制情况的评估。外斜视患者在不同时间检查甚至是同一次就诊检查的融合控制情况也可能会有变化。目前常用修订版纽卡斯眼位控制能力评分标准[3]和 Mohney 与 Holmes 等提出的间歇性外斜视患者在诊室检查时的眼位控制能力分级方法[4]，根据外斜视的控制情况进行严重程度的分级评价，对间歇性外斜视患者的病情评估和手术时机的选择具有重要意义。

**3. 眼位检查**　无论是远距离还是近距离的眼位检查，本册强调应尽可能提供调节性视标，有助于发现调节因素对眼位的影响。三棱镜＋遮盖-去遮盖试验测量显性斜视度，在有融合性集合患者中测量的斜视度会变小；而三棱镜＋交替遮盖试验测量所有斜视度，用于手术量设计。对于内斜视患者，应该记录测量斜视度的方法，以及是否有屈光矫正。对于间歇性外斜视患者，诊断性遮盖试验对斜视分型、手术方式的选择及手术定量都有重要的意义，术前常规进行诊断性遮盖试验[5]以暴露最大斜视度。如果病人无法配合更精确的测量，斜视度可以用角膜映光法加或不加三棱镜来估计，或者用交替遮盖时眼球再注视的运动量来估计。

**4. 眼球运动检查**　应评估双眼运动和单眼运动，并注意有无不足、亢进或非共同性（不同注视方位斜视度不同）。双眼运动较单眼运动更易暴露出眼外肌功能不足、亢进或非共同性。婴幼儿由于检查无法配合，可以采用单眼遮盖和眼头转动来帮助鉴别眼球运动是否正常。

**5. 睫状肌麻痹屈光检查**　明确屈光不正的状态和最佳矫正视力对于斜

视的诊断和治疗非常重要。因为儿童具有更强的调节能力，充分的睫状肌麻痹对于儿童准确的屈光检查是非常必要的。目前尚无一种理想的睫状肌麻痹剂，可以快速起效和恢复，又能充分麻痹睫状肌且无局部或全身副作用。常用的睫状肌麻痹剂包括阿托品、环戊通和托吡卡胺。本册指出，针对小于 6 月龄的婴儿，常联合使用 0.2% 环戊通和 1% 去氧肾上腺素[6]。

## 三、治疗方法的选择

斜视治疗的目标包括发现和治疗与斜视相关的弱视；治疗斜视（使视轴正位），促进和维持双眼视（融合和立体视觉），防止弱视或促进弱视的治疗，恢复正常外观；通过获得最佳的眼位和视力来获得最好的生活质量；监测视力和双眼眼位，需要时修改治疗方案。除了上述目标外，本册强调对患者和（或）家长 / 监护人的宣教，共同制订治疗计划。

关于治疗方法的选择，本册强调：

1. **屈光矫正** 临床上有意义的屈光不正都应当矫正。对内斜视来说，应该根据睫状肌麻痹后的屈光不正结果给予全矫处方，充分矫正远视以便恢复正常眼位。首次验光推荐应用 1% 阿托品来建立充分的睫状肌麻痹。当内斜视对于初始给予的远视屈光矫正没有反应，或者手术后内斜视复发，建议重复睫状肌麻痹下屈光检查。对外斜视来说，轻度近视建议足矫，远视一般建议欠矫，所给予的矫正量应当是既能获得良好视力又能刺激调节性集合的最小度数。

2. **双焦点眼镜** 在具有知觉性融合潜能的内斜视患者中，配戴全矫远视眼镜后，看远时基本上维持正位，但看近时仍有明显内斜视，可以考虑给予双焦点眼镜治疗，但使用双焦点眼镜治疗高 AC/A 型内斜视并未见到知觉结果的改善[7]，治疗价值仍存在争议，临床上更推荐斜视手术治疗高 AC/A 型内斜视。对年龄较小伴集合不足的外斜视患者，将双焦点眼镜的下半部分给予负镜刺激调节性集合可作为延缓治疗[8]，而对于分开过强的外斜视患者，将双焦点眼镜的上半部分给予负镜也有一定效果。

3. **弱视治疗** 弱视治疗通常在手术之前就已经开始，因为它有可能改变斜视角，和（或）增加术后获得良好双眼视的可能性。存在中重度弱视的内斜视患者的手术成功率低于存在轻度或者没有弱视的患者。但只要手术后继续坚持弱视的治疗，手术前弱视是否完全矫正对手术后的运动和知觉结果没有影响，而且手术矫正内斜视本身也可以治疗弱视[9, 10]。弱视在间歇性外斜视中不太常见，但是如果存在弱视，需要积极治疗，弱视的治疗可以改善融合控制，降低外斜视度数，和（或）提升斜视手术的成功率。

**4. 三棱镜治疗** 婴儿型内斜视由于眼位偏斜度通常过大以致单独使用三棱镜无法矫正，所以临床上很少应用三棱镜治疗。目前临床上三棱镜在内斜视中的应用主要包括：①获得性内斜视合并复视；②外斜视手术后的连续性内斜视；③伴有复视的其他类型内斜视。典型的间歇性外斜视患者不会出现复视，因此一般不给予三棱镜治疗。但当间歇性外斜视患者伴有集合不足时，可以在集合训练时使用基底向外的三棱镜。

**5. 眼外肌手术**

（1）手术时机：内斜视的儿童如果通过配戴眼镜和弱视治疗不足以恢复正位，应当施行手术矫正。早期（2 岁之前）手术获得 $10^{\Delta}$ 以内的正位会增加获得双眼视的可能，也可以减少发生垂直性分离斜视的可能。对外斜视来说，眼位偏斜过于频繁或者角度过大无法接受时，或者不能通过矫正眼镜或遮盖疗法缓解症状时，就可以考虑手术矫正。

以下几种情况不考虑手术：

1）4 个月以下儿童的斜视有时可能会自发消退，特别当斜视是间歇性或斜视度可变，或者测量的斜视角小于 $40^{\Delta}$ 时。

2）间歇性外斜视有很好融合控制的幼儿可以随访，因为恶化成恒定性外斜视或立体视觉下降的比例低。

3）对内斜视来说，如果主要目标仅仅是为了不再戴眼镜，临床上是不考虑施行手术的。

4）除了较大儿童的获得性有症状的偏斜，通常对于看远或看近时小于 $12^{\Delta}$ 的小角度偏斜不考虑手术。

（2）手术方式

1）对于婴儿型内斜视，双侧内直肌后徙术常作为首次手术方式，但当患者的双眼视力接近时，并没有证据支持双侧手术优于单侧手术。对于高 AC/A 型内斜视，双侧内直肌后徙术通过增加后徙的手术量或者采用后固定缝线来增加获得满意的眼位及最终避免配戴双焦点眼镜的可能性。对于一眼不可逆的弱视或明显视力下降的患者，大多数手术医师喜欢采用单侧手术。

2）对于间歇性外斜视，手术方式主要取决于其外斜视的分类。传统观点认为，真性分开过强型应根据看远斜视度行双眼外直肌后徙术，基本型及假性分开过强型应行单眼外直肌后徙联合内直肌截除术，集合不足型应行双眼内直肌截除术。最新临床研究发现，双眼外直肌后退和单眼的退 - 截手术均可作为基本型间歇性外斜视首次手术治疗的合理方案[11]。当一眼的视力差时，一般在该眼上施行单侧手术。当 A 或 V 征伴有或不伴有明显的斜肌功能亢进时，倾向于采取双侧手术。

（3）术前处理：一旦决定进行斜视手术，与患者或家长 / 监护人的术前谈话应该包括务实地讨论手术的目标、手术潜在的益处、手术和麻醉的风险。本册强调，如果患者存在任何可能影响手术的明显的全身危险因素，必须请全科医师或专科医师或麻醉科进行麻醉前评估。可以使用一些方法减轻术前的焦虑，特别是对年幼的儿童，比如让患者和家庭参观手术设备和观看手术的宣教片等。

（4）术后处理：本册强调术后早期的规范处理，主要包括：①疼痛和恶心的处理：儿童疼痛处理通常仅限于非麻醉性镇痛药。止吐药，如奥坦西隆，可以术后使用来控制恶心。②日常饮食：饮食在术后最初 24 小时缓慢增加，宜清淡。③抗生素预防：斜视术后用药的最佳方案尚无统一标准，许多手术医师在术后第一周使用抗生素和糖皮质激素或其复合制剂，但其在减少术后感染风险中的作用有待证实。④并发症的预防和早期发现：手术医师有义务告知患者术后可能出现的并发症的症状和体征，特别是眶蜂窝织炎和肌肉的滑脱或丢失。一旦发现与并发症相关的症状和体征，应立即通知眼科医师或就诊。

**6. 肉毒杆菌毒素的注射**　对内斜视来说，肉毒杆菌毒素的注射在一些成人斜视中，如展神经麻痹，可以作为传统眼外肌手术的替代治疗方法，但它在治疗婴儿型内斜视中的价值尚未确立，基于其操作简单和麻醉无须插管，对中等程度的婴儿型内斜视（≤35$^\triangle$）和需要再手术的内斜视，肉毒杆菌毒素的注射可以作为一个相对安全的方法来替代眼外肌手术[12, 13]。对外斜视来说，没有足够的证据推荐应用肉毒杆菌毒素治疗外斜视，但有小样本试验表明注射肉毒杆菌毒素可作为外斜视手术的补充手段。本册特别强调，肉毒杆菌毒素的注射在儿童中的应用仍需慎重。

无论采用哪种治疗方法，即使在初始治疗时获得良好眼位，但由于儿童仍然处于发生弱视、丧失双眼视和斜视复发的高度危险之中，因此随访是必要的。眼位良好和没有弱视的内斜视儿童可以 4~6 个月随访一次。合并单眼弱视的内斜视儿童，一般建议每 3 个月随访一次，重度弱视建议每月随访。对于具有很好融合控制的间歇性外斜视和没有弱视的儿童可以每 6~12 个月随访一次。随访的内容包括视力、眼位和屈光状态。

（姚　静　赵　晨）

# 参考文献

1. Gulati S, Andrews CA, Apkarian AO, et al. Effect of gestational age and birth weight on the risk of strabismus among premature infants. *JAMA Pediatr*, 2014, 168(9): 850-856.

2. Sanfilippo PG, Hammond CJ, Staffieri SE, et al. Heritability of strabismus: genetic influence is specific to eso-deviation and independent of refractive error. *Twin Res Hum Genet*, 2012, 15(5): 624-630.

3. Buck D, Clarke MP, Haggerty H et.al. Grading the severity of intermittent distance exotropia: the revised Newcastle Control Score. *Br J Ophthalmol*, 2008, 92(4): 577.

4. Mohney BG, Holmes JM. An Office-based Scale for assessing control in intermittent exoropia. *Strabismus*, 2006, 14(3): 147-150.

5. Han JM, Yang HK, Hwang JM. Efficacy of diagnostic monocular occlusion in revealing the maximum angle of exodeviation. *Br J Ophthalmol*, 2014, 98(11): 1570-1574.

6. Khoo BK, Koh A, Cheong P, Ho NK. Combination cyclopentolate and phenylephrine for mydriasis in premature infants with heavily pigmented irides. *J Pediatr Ophthalmol Strabismus*, 2000, 37(1): 15-20.

7. Whitman MC, MacNeill K, Hunter DG. Bifocals fail to improve stereopsis outcomes in high AC/A accommodative esotropia. *Ophthalmology, 2016*, 123(4): 690-696.

8. Pediatric Eye Disease Investigator Group, Chen AM, Holmes JM, Chandler DL, Patel RA, Gray ME, Erzurum SA, Wallace DK, Kraker RT, Jensen AA A Randomized Trial Evaluating Short-term Effectiveness of Overminus Lenses in Children 3 to 6 Years of Age with Intermittent Exotropia. *Ophthalmology*, 2016, 123(10): 2127-2136.

9. Weakley DR, Jr., Holland DR. Effect of ongoing treatment of amblyopia on surgical outcome in esotropia. *J Pediatr Ophthalmol Strabismus*, 1997, 34(5): 275-278.

10. Lam GC, Repka MX, Guyton DL. Timing of amblyopia therapy relative to strabismus surgery. *Ophthalmology*, 1993, 100(12): 1751-1756.

11. Donahue S, Chandler DL, Holmes JM. Pediatric Eye Disease Investigator Group (PEDIG). Randomized trial comparing bilateral rectus recession versus unilateral recess-resect for basic-type intermittent exotropia. *J AAPOS*, 2017, 21: e7-e8.

12. Rowe FJ, Noonan CP. Botulinum toxin for the treatment of strabismus. *Cochrane Database Syst Rev*, 2017, (3): CD006499.

13. Issaho DC, Carvalho FRS, Tabuse MKU, et al. The Use of Botulinum Toxin to Treat Infantile Esotropia: A Systematic Review with Meta-Analysis. *Invest Ophthalmol Vis Sci*, 2017, 58(12): 5468-5476.

## 第二节　最新《内斜视和外斜视》临床指南的更新要点

本册在 2012 年版的基础上，根据最新发表的高质量的临床研究结果进行了更新。为了便于临床医生快速把握新版 PPP 的更新要点，指导临床实践，我们对主要发现和建议中的更新要点加以简述：

### 一、本册与 2012 年版相同点

1．4 个月以下儿童的斜视有时可能会自发消退，特别是当这种斜视是间歇性或斜视度可变，或测量的斜视度小于 $40^{\triangle}$ 时（2012 年版，高质量证据）。

2．当内斜视对于初始给予的远视矫正没有反应，或者手术后内斜视复发，建议重复睫状肌麻痹下屈光检查（2012 年版，强烈建议，中等质量证据）。

### 二、本册在 2012 年版基础上修改或补充

1．间歇性外斜视和很好融合控制的幼儿可以不手术而随访（2012 年版，强烈建议，中等质量证据），本册根据两个平行的随机临床研究结果[1, 2]新增解释，因为这些患儿恶化成恒定性外斜视或立体视觉下降的比例低。

2．未治疗的斜视儿童会出现双眼视潜能下降和社会交往受损，别人可能对其产生负面印象，从而可能影响其心理社会的生活质量（2012 年版，高质量证据），本册修改为"未治疗的斜视儿童会出现双眼视潜能下降和社会交往受损，从而可能影响其社会交往和生活质量"，强调了对社会交往和生活质量的总体影响。

## 三、本册新增

1. 双眼外直肌后退和单眼的退 - 截手术都是间歇性外斜视首次手术治疗的合理方案。依据为 2017 年儿童眼病研究小组（Pediatric Eye Disease Investigator Group，PEDIG）的一项研究结果[3]。

2. 三棱镜＋遮盖 - 去遮盖试验测量显性斜视度；而三棱镜＋交替遮盖试验测量所有斜视度，两者均是双眼视检测的重要内容，可以帮助眼科医生决定治疗和手术的指征。

3. 集合不足可以发生在儿童和成人，近距离用眼如阅读时的症状常常可以通过集合训练加以改善。

## 四、本册删除

1. 婴儿型内斜视和外斜视与弱视的危险增加相关联（2012 年版，高质量证据）。

2. 由于术后存在连续性内斜视和复视的风险，外斜视和高 AC/A 的患者更倾向于选择配戴眼镜而不是手术治疗（2012 年版，自行决定使用的建议，中等质量证据）。

3. 外斜视手术后连续性内斜视可能将患者置于弱视、复视和丧失立体视觉的危险之中（2012 年版，中等质量证据）

虽然外斜视和高 AC/A 的患者术后存在连续性内斜视和复视的风险，但通过三棱镜矫正不仅可以消除复视、维持双眼视功能和预防新的弱视产生，而且通过一段时间的三棱镜矫正，内斜视的度数逐渐减少，大多数患者可以不用二次手术[4, 5]。而且双焦点眼镜并未见到知觉结果的改善，在高 AC/A 患者中的治疗价值，仍存在争议[6]，目前更倾向于手术治疗。因此，本册将关于连续性内斜视的两个主要发现和建议删除了。

（姚　静　赵　晨）

# 参考文献

1. Mohney BG, Cotter SA, Chandler DL, et al. A Randomized Trial Comparing Part-time Patching with Observation for Intermittent Exotropia in Children 12 to 35 Months of Age. *Ophthalmology*, 2015, 122(8): 1718-1725.

2. Cotter SA, Mohney BG, Chandler DL, et al. A randomized trial comparing part-time patching with observation for children 3 to 10 years of age with intermittent exotropia. *Ophthalmology*, 2014, 121(12): 2299-2310.

3. Donahue S, Chandler DL, Holmes JM. Pediatric Eye Disease Investigator Group (PEDIG). Randomized trial comparing bilateral rectus recession versus unilateral recess-resect for basic-type intermittent exotropia. *J AAPOS*, 2017, 21: e7-e8.

4. Lee EK, Hwang JM. Prismatic correction of consecutive esotropia in children after a unilateral recession and resection procedure. *Ophthalmology*, 2013, 120(3): 504-511.

5. Lee EK, Yang HK, Hwang JM. Long-term outcome of prismatic correction in children with consecutive esotropia after bilateral lateral rectus recession. *Br J Ophthalmol*, 2015, 99(3): 342-345.

6. Whitman MC, MacNeill K, Hunter DG. Bifocals fail to improve stereopsis outcomes in high AC/A accommodative esotropia. *Ophthalmology*, 2016, 123(4): 690-696.

# 第三章　斜视的定义及流行病学

## 一、定义及分类

（一）内斜视的定义和分类

【PPP 中描述】

斜视指的是任何的双眼位置不对准。最常见的斜视类型是内斜和外斜。内斜视是视轴的异常内聚。本册中这一部分讨论的范围限于儿童时期发病，伴有轻微或不伴有眼球运动范围受限的非麻痹性、非限制性病变。《内斜视和外斜视》分册基于发病年龄或者发病原因将内斜视进行分类：

- ◆ 婴儿型内斜视：3 ~ 6 月龄之间发病。
- ◆ 获得型内斜视：出生后 6 个月以后发病，根据病因分类如下：
  - ● 调节性内斜视
    - ■ 屈光调节性内斜视
    - ■ 屈光调节性内斜视合并高 AC/A
    - ■ 非屈光调节性内斜视合并高 AC/A 比值
  - ● 部分调节性内斜视
  - ● 非调节性内斜视
- ◆ 其他类型内斜视：包括第Ⅵ对脑神经（展神经）麻痹、Duane 眼球后退综合征Ⅰ型、知觉性内斜视、限制性内斜视、连续性内斜视和眼球震颤阻滞性内斜视。

【解读】

根据中华医学会眼科学分会斜视与小儿眼科学组于 2015 年制定的《我国斜视分类专家共识》，内斜视分类如下：

1. 先天性（婴儿型）内斜视　出生后 6 个月内发病，斜视度数大；多数患者双眼视力相近，呈交替注视，多为轻度远视眼，戴镜无法矫正眼位；可有假性展神经麻痹症状；可伴有下斜肌功能亢进、分离性垂直斜视和眼球震颤等症状。

2．共同性内斜视

（1）调节性内斜视

➢ 屈光调节性内斜视［正常调节性集合与调节比值（AC/A）型］

多为 2～3 岁发病；发病早期可呈间歇性；多为中高度远视眼，戴镜矫正后眼位正，可伴有弱视，AC/A 值正常。

➢ 非屈光调节性内斜视（高 AC/A 型）

多在 1～4 岁发病；多为轻度远视眼；看近度数明显大于看远，AC/A 值高。

➢ 部分调节性内斜视

戴镜后斜视度数减少，但不能完全矫正眼位。

（2）非调节性内斜视

➢ 基本型：看近与看远度数相近。

➢ 集合过强型：看近斜视度数大于看远，AC/A 值正常。

➢ 分开不足型：看远斜视度数大于看近。

（3）微小内斜视。

（4）周期性内斜视。

（5）急性共同性内斜视。

3．继发性内斜视

（1）外斜视手术后。

（2）知觉性内斜视。

4．非共同性内斜视

（1）麻痹性内斜视：展神经麻痹。

（2）限制性内斜视：高度近视性限制性内斜视、Duane 眼球后退综合征、Moebius 综合征、甲状腺相关眼病、眼眶爆裂性骨折等。

5．伴有眼球震颤的内斜视

（二）外斜视的定义和分类

【PPP 中描述】

外斜视是视轴异常分离的眼位。外斜视可以分为以下类型：

◆ 婴儿型外斜视：发生于 6 月龄之前的持续性外斜视。

◆ 间歇性外斜视。

◆ 集合不足。

◆ 其他类型的外斜视。

【解读】

根据中华医学会眼科学分会斜视与小儿眼科学组于2015年制定的《我国斜视分类专家共识》，外斜视分类如下：

1. 先天性外斜视　1岁内发病，斜视度数大且恒定。

2. 共同性外斜视

（1）间歇性外斜视：幼年发病，外隐斜和外显斜交替出现，精神不集中或遮盖1只眼可诱发显性外斜视。

> 基本型：看远与看近的斜视度相近。
> 分开过强型：看远斜视度数大于看近（≥15$^{\triangle}$）。遮盖1只眼30～60分钟后，看远斜视度数仍大于看近。
> 集合不足型：看近斜视度数大于看远（≥15$^{\triangle}$）。
> 类似分开过强型：与基本型相似，但遮盖1只眼30～60分钟后，看近斜视度数增大，与看远相近或更大。

（2）恒定性外斜视。

3. 继发性外斜视

（1）内斜视矫正术后以及内斜视自发转变为外斜视。

（2）知觉性外斜视。

4. 非共同性外斜视

（1）麻痹性外斜视：动眼神经麻痹。

（2）限制性外斜视：Duane眼球后退综合征、先天性眼外肌纤维化等。

## 二、流　行　病　学

【PPP中描述】

斜视是指任何的双眼眼位不正。最常见的类型是内斜视和外斜视。估计在不同的人群中，斜视的患病率为1%～6%。在美国，内斜视和外斜视的患病率相似，而在冰岛报告的内斜视是外斜视的5倍之多，澳大利亚则为2倍之多。然而，在我国香港特别行政区和日本，外斜视比内斜视多见。弱视可以引起显斜，也可以由于显斜所引起。大约50%的斜视患儿会发生弱视。某些儿童具有发生斜视的高危因素，包括屈光参差和远视。远视度数增加的患儿患内斜视的概率较高。其他危险因素包括神经发育受损、出生体重低、Apgar评分低、颅面畸形、胚胎期有酒精暴露病史。内斜视的患病率在年龄较大的儿童（例如在 48 ~ 72 月龄时比 6 ~ 11 月龄时的患病率要高）、中度屈光参差、以及中度远视眼儿童中较高。在一些家庭中已经观察到孟德尔遗传类型。婴儿型内斜视的发生率与早产和围产期疾病、遗传性疾病和有害的胎儿期环境影响，如药品滥用和吸烟相关。减少或防止这些因素能够使婴儿型内斜视发生率降低。

人群中约有 1% 的人发生外斜视，最常报告的外斜视类型是间歇性外斜视。外斜视与早产儿、围产期疾病、遗传性疾病、胎前不良环境的影响如母亲滥用药品和吸烟、斜视家族史、女性、散光、双眼散光参差相关联。美国的一项小规模的以人群为基础的回顾性队列研究发现，在女孩中发生间歇性外斜视是男孩的 2 倍。一个有关婴儿期发病（先天性）的外斜视儿童的临床研究发现，约有一半患者与眼部或全身的异常相关联。减少或防止早产、母亲怀孕期间吸烟等因素，以及诊断和治疗近视眼和近视性屈光参差可能会减少外斜视的发生。

【解读】

1. 患病率　斜视的流行病学研究结果来自多个著名的流行病学系列研究项目，包括多种族儿童眼病疾病研究（Multi-Ethnic Pediatric Eye Disease Study，MEPEDS）、巴尔的摩儿童眼病研究（the Baltimore Pediatric Eye Disease Study，BPEDS）、新加坡儿童斜弱视和屈光不正研究（Strabismus，Amblyopia，and Refractive Error in Singaporean Children Study，STARS），等等。在不同人群中，斜视的患病率为 1% ~ 6% 不等。南京儿童视觉项目（Nanjing Pediatric Vision Project，NPVP）于 2011 ~ 2012 年使用年龄分层抽样对南京某街道进行横断面研究发现在 3 ~ 6 岁的学龄前儿童中 5.65% 患有斜视[1]，高于欧美研究报道的其他种族同年龄段的斜视患病率，如 MEPEDS[2,3] 报道的非洲裔美国人为 3.32%、西班牙 / 拉丁美裔为 3.11%、非西班牙裔白人为 4.23%、亚洲人为 4.64%，BPEDS 报道的白种人为 3.61%、非洲裔美国人为 2.68% 和新加坡华裔儿童中的 0.97%[4,5]。以上研究均提示斜视患病率与性别无差异。

不同地区和人种中内外斜视的患病比例不同。MEPEDS 研究指出虽然非西班牙裔和亚裔儿童患病率无差异，但非西班牙裔儿童中内斜视（2.31%）患病率明显高于外斜视（0.73%），而亚裔儿童中外斜视（2.10%）多于内斜视（1.38%），亚裔儿童中外斜视明显多于非西班牙裔[3]。欧美人群的其他研究也同样提示内斜视的患病率多于外斜视，如 Graham 等发现英国威尔士 4000 名 5 ~ 6 岁儿童中水平斜视的患病率为 5.3%（其中内斜视为 4.5%，外斜视仅为 0.8%）[6]；Kvarnstrom 等筛查瑞典儿童发现其斜视患病率为 2.7%（内斜视为 2.1%，外斜视为 0.6%）[7]。美国明尼苏达利用白种儿童的临床数据得出内斜视和外斜视的患病率分别为 2.07% 和 0.6%[8]。澳大利亚悉尼的研究发现人群为基础的采样中 6 岁儿童的显斜患病率为 2.8%（内斜视为 1.6%，外斜视为 1.2%）[9]。但 BPEDS 研究指出美国学龄前儿童中内斜和外斜所占比例相似[4]。亚洲人群的流行病学研究则均提示亚裔人种中外斜视患病率更高，如日本、新加坡及我国香港特别行政区的报道均为外斜视比内斜视多见。NPVP 报道学龄前儿童最常见的斜视类型依次为间歇性外斜视、恒定性外斜视和恒定性内斜视，分别占斜视学龄前儿童的 57.1%、23.13% 和 10.63%[1]，间歇性外斜视是间歇性内斜视的 6 倍。间歇性外斜视患者中基本型占绝大多数（74.7%），其次是分开过强型（19.9%），而集合不足型较少（5.4%）[10]。伊朗的多项研究提示外斜视为当地最常见的斜视类型[11]。

　　不同年龄阶段斜视患病率在不同地区报道中也有差异。BPEDS 研究指出 1 岁至学龄前的内外斜视患病率均为 1 岁前患病率的 3 倍[4]。伊朗发现学龄儿童中外斜视患病率随着年龄的增加而显著降低，而内斜视患病率不随年龄而改变[12]。MEPEDS 研究则相反，大龄儿童（5~6 岁）斜视患病率显著高于 1 岁之前儿童[3]。

　　2. 危险因素　斜视与屈光不正关系密切（表 3-1），如 NPVP 研究发现屈光参差在 0.5D 及以上和 2.00D 以上的远视是共同性内斜视的主要危险因素，近视、1.00D 至 5.00D 的远视、0.50D 至 1.00D 的远视散光和近视散光是共同性外斜视的独立危险因素[10]。

表 3-1　人群为基础的研究中斜视和屈光不正的关系（修改自 Zhu et al[10]）

| 研究项目 | 研究人群 | 屈光不正和斜视的关系 |
| --- | --- | --- |
| SMS（澳大利亚）Robael（2006）[13] | 6 岁学龄儿童 | 近视、远视（≥3D）、屈光不正（≥1D）和斜视显著相关 |
| MEPEDS & BPEDS（美国）Cotter（2011）[14] | 6~72 月龄的非洲裔美国人、西班牙裔和非西班牙裔白人 | 对于内斜视，远视 2~3D，3~4D，4~5D，≥5D 与 0~1D 相比：OR 分别为 6.38，23.06，59.81 和 122.24；球镜屈光参差≥1D 和 <0.5D 的 OR 为 2.03。对于外斜视，散光 1.5~2.5D，≥2.5D 与 <0.5D 相比，OR 分别为 2.49 和 5.88，垂直或水平子午线屈光参差 0.25~0.5D，≥0.5D 与 <0.25D 相比，OR 分别为 2.01 和 2.63 |
| STARS（新加坡）China（2013）[15] | 6~72 月龄的中国裔儿童 | 散光≥1D 与 < 1D 的 OR 为 4.02；屈光参差≥1D 与 <1D 的 OR 为 7.16 |

| 研究项目 | 研究人群 | 屈光不正和斜视的关系 |
|---|---|---|
| NPVP（中国）Zhu（2015）[10] | 3～6岁的中国儿童 | 对于内斜视，远视2～3D，3～4D，4～5D，≥5D与0～1D相比：OR分别为9.3，9.28和180.82；球镜屈光参差0.5～1D，≥1D与<0.5D相比：OR分别为3.15和7.41。对于外斜视，近视-1～0D，≤1D和0～1D相比：OR分别为40.54和18.93；远视1～2D，2≤3D，3≤4D，4≤5D和0≤1D相比：OR分别为67.78，23.13，25.57和8.36；散光0.5≤1D，<0D与0～0.5D相比：OR分别为3.56和1.9 |

MEPEDS，多种族儿童眼病疾病研究；BPEDS，巴尔的摩儿童眼病研究；SMS，悉尼近视眼研究；STARS，新加坡儿童斜弱视和屈光不正研究；NPVP，南京儿童视觉项目；D=屈光度

出生低体重[16-18]、唐氏综合征[19-21]、神经发育受损[22]、Apgar评分低[23]、颅面畸形[21, 23-25]、脊柱裂脊髓脊膜突出症[18, 26-29]、冠状缝早闭[30]、在胚胎期暴露于酒精[31]或有斜视家族史[32-34]的儿童中斜视的发病率增高。其中内斜视的发生率与早产和围产期疾病、遗传性疾病、出生高体重[35]、胎龄大[35]、母亲年轻[35]和胎儿期暴露于滥用药物和吸烟[23, 31, 35-37]有关。间歇性外斜视除与上述因素有关[2, 14, 36, 38]外，与出生时缺氧也相关。研究发现婴幼儿期发病的（先天性）外斜视中一半患者与眼部或全身异常相关联[32, 39]。在呈现A型和V型斜视的患者中，神经学参与和畸形/系统综合征似乎更为明显[40]。

3. 斜视的遗传性　斜视具有家庭聚集性，在一些家庭中已观察到孟德尔遗传类型。Francois报道了成员中有内斜视患者的四个谱系，观察到外显率降低的常染色体显性遗传是导致该病的原因[41]。Dufier等通过病史或检查回顾性研究了195例单纯性内斜视患者的家庭，发现有先证患者的家庭成员中患病超过50%，由父母至子女的垂直传播率为35%[42]。在对173个具有婴儿非调节性内斜视家系的分离分析研究中，Maumenee等发现该疾病最匹配伴不完全外显率的常染色体显性遗传或多因素遗传模式[43]。外斜视的先证者研究较少。Waardenburg报告了18个有1个以上外斜视的家庭，13个成员表现为从父母到孩子的垂直传播，推测其为常染色体显性遗传伴有降低的外显率[44]。孪生子研究进一步支持斜视发展有遗传倾向的观念。Waardenburg将既往的孪生子内斜视报道与他的病例结合在一起，发现同卵双生子中斜视的一致率约为80%，异卵双生子中斜视的一致率约为12%[44]。De Vries和Houtman研究了17对同卵双生子，其中双生子之一在2岁以内发展成内斜视，发现8对具有一致性[45]。Rubin等询问了50名眼科医生，发现其中之一为外斜视的22对双胞胎，其中之一为内斜视的122对双胞胎；同卵双生子

中外斜视的一致性为 77%，异卵双生子中外斜视的一致性为 50%；同卵双生子中内斜视的一致性为 75%，异卵双生子中内斜视的一致性为 53%，外斜视遗传力为 0.54，内斜视遗传力为 0.47。作者单独分析了内隐斜和外隐斜，发现这两种形式的斜视的一致性相对较低[50]。Richter 还研究了在双生子中的斜视（包括内斜视和外斜视），发现 12 对同卵双生子中的 11 对和 27 对异卵双生子中的 7 对有一致性，由此得出结论，斜视是多因素的[46]。

　　Niederecker 等发现，内斜视或外斜视的先证者的父母比对照在维持眼睛对准（融合振幅）上能力欠佳[47]。在评估眼球偏斜程度和 AC/A 关系中，Mash 和同事发现，某些融合幅度比其他值有较高的遗传力，而且在斜视群体中差异显著[48]。一系列大型定量遗传学研究中，探讨了爱荷华一组斜视患者及其家庭的眼球对齐和其他参数的关系，评估了可能使患者倾向于斜视的眼部参数的遗传性[48, 49]。他们发现眼睛对准（内转或外传）在一个家庭内往往一致，母亲有较高的遗传力为 0.42，母亲的眼睛对准与后代最相关。因此，内斜视患者的亲属也倾向于患有内斜视，而外斜视患者的亲属往往有外斜视倾向。

（文　雯　赵　晨）

## 参考文献

1. Chen X, Fu Z, Yu J, et al. Prevalence of amblyopia and strabismus in Eastern China: results from screening of preschool children aged 36-72 months. *The British journal of ophthalmology,* 2016, 100(4): 515-519.

2. Multi-ethnic Pediatric Eye Disease Study G. Prevalence of amblyopia and strabismus in African American and Hispanic children ages 6 to 72 months the multi-ethnic pediatric eye disease study. *Ophthalmology,* 2008, 115(7): 1229-1236 e1221.

3. McKean-Cowdin R, Cotter SA, Tarczy-Hornoch K, et al. Prevalence of amblyopia or strabismus in asian and non-Hispanic white preschool children: multi-ethnic pediatric eye disease study. *Ophthalmology,* 2013, 120(10): 2117-2124.

4. Friedman DS, Repka MX, Katz J, et al. Prevalence of amblyopia and strabismus in white and African American children aged 6 through 71 months the Baltimore Pediatric Eye Disease Study. *Ophthalmology,* 2009, 116(11): 2128-2134 e2121-2122.

5. Chia A, Dirani M, Chan YH, et al. Prevalence of amblyopia and strabismus in young singaporean chinese children. *Investigative ophthalmology & visual science,* 2010, 51(7): 3411-3417.

6. Graham PA. Epidemiology of strabismus. *The British journal of ophthalmology,* 1974,

58(3): 224-231.

7. Kvarnstrom G, Jakobsson P, Lennerstrand G. Visual screening of Swedish children: an ophthalmological evaluation. *Acta ophthalmologica Scandinavica*, 2001, 79(3): 240-244.

8. Greenberg AE, Mohney BG, Diehl NN et al. Incidence and types of childhood esotropia: a population-based study. *Ophthalmology*, 2007, 114(1): 170-174.

9. Robaei D, Rose K, Ojaimi E et al. Visual acuity and the causes of visual loss in a population-based sample of 6-year-old Australian children. *Ophthalmology*, 2005, 112(7): 1275-1282.

10. Zhu H, Yu JJ, Yu RB, et al. Association between childhood strabismus and refractive error in Chinese preschool children. *PloS one*, 2015, 10(3): e0120720.

11. Yekta A, Fotouhi A, Hashemi H, et al. The prevalence of anisometropia, amblyopia and strabismus in schoolchildren of Shiraz, Iran. *Strabismus*, 2010, 18(3): 104-110.

12. Faghihi M, Ostadimoghaddam H, Yekta AA. Amblyopia and strabismus in Iranian schoolchildren, Mashhad. *Strabismus*, 2011, 19(4): 147-152.

13. Robaei D, Rose KA, Kifley A et al. Factors associated with childhood strabismus: findings from a population-based study. *Ophthalmology*, 2006, 113(7): 1146-1153.

14. Cotter SA, Varma R, Tarczy-Hornoch K, et al. Risk factors associated with childhood strabismus: the multi-ethnic pediatric eye disease and Baltimore pediatric eye disease studies. *Ophthalmology*, 2011, 118(11): 2251-2261.

15. Chia A, Lin X, Dirani M, et al. Risk factors for strabismus and amblyopia in young Singapore Chinese children. *Ophthalmic epidemiology*, 2013, 20(3): 138-147.

16. Pennefather PM, Clarke MP et al. Risk factors for strabismus in children born before 32 weeks' gestation. *The British journal of ophthalmology*, 1999, 83(5): 514-518.

17. Holmstrom G, el Azazi M, Kugelberg U. Ophthalmological follow up of preterm infants: a population based, prospective study of visual acuity and strabismus. *The British journal of ophthalmology*, 1999, 83(2): 143-150.

18. Anderson HA, Stuebing KK, Buncic R et al. Factors associated with strabismus in spina bifida myelomeningocele. *Journal of pediatric ophthalmology and strabismus*, 2012, 49(5): 284-289.

19. Haugen OH, Hovding G. Strabismus and binocular function in children with Down syndrome. A population-based, longitudinal study. *Acta ophthalmologica Scandinavica*, 2001, 79(2): 133-139.

20. Cregg M, Woodhouse JM, Stewart RE, et al. Development of refractive error and strabismus in children with Down syndrome. *Investigative ophthalmology & visual science*, 2003, 44(3): 1023-1030.

21. Creavin AL, Brown RD. Ophthalmic abnormalities in children with Down syndrome. *Journal of pediatric ophthalmology and strabismus*, 2009, 46(2): 76-82.

22. Pennefather PM, Tin W. Ocular abnormalities associated with cerebral palsy after preterm birth. *Eye*, 2000, 14 ( Pt 1): 78-81.

23. Mohney BG, Erie JC, Hodge DO et al. Congenital esotropia in Olmsted County,

Minnesota. *Ophthalmology,* 1998, 105(5): 846-850.

24. Khan SH, Nischal KK, Dean F et al. Visual outcomes and amblyogenic risk factors in craniosynostotic syndromes: a review of 141 cases. *The British journal of ophthalmology,* 2003, 87(8): 999-1003.

25. Khong JJ, Anderson P, Gray TL et al. Ophthalmic findings in apert syndrome prior to craniofacial surgery. *American journal of ophthalmology,* 2006, 142(2): 328-330.

26. Gaston H. Ophthalmic complications of spina bifida and hydrocephalus. *Eye,* 1991, 5 (Pt 3): 279-290.

27. Houtman WA, Meihuizen-de Regt MJ, Rutgers C. Strabismus and meningomyelocele. *Documenta ophthalmologica Advances in ophthalmology,* 1981, 50(2): 255-261.

28. Biglan AW. Ophthalmologic complications of meningomyelocele: a longitudinal study. *Transactions of the American Ophthalmological Society,* 1990, 88: 389-462.

29. Biglan AW. Strabismus associated with meningomyelocele. *Journal of pediatric ophthalmology and strabismus,* 1995, 32(5): 309-314.

30. Samra F, Paliga JT, Tahiri Y, et al. The prevalence of strabismus in unilateral coronal synostosis. *Child's nervous system : ChNS : official journal of the International Society for Pediatric Neurosurgery,* 2015, 31(4): 589-596.

31. Bruce BB, Biousse V, Dean AL et al. Neurologic and ophthalmic manifestations of fetal alcohol syndrome. *Reviews in neurological diseases,* 2009, 6(1): 13-20.

32. Coats DK, Demmler GJ, Paysse EA et al. Ophthalmologic findings in children with congenital cytomegalovirus infection. *J AAPOS,* 2000, 4(2): 110-116.

33. Swan KC. Accommodative esotropia long range follow-up. *Ophthalmology,* 1983, 90(10): 1141-1145.

34. Nixon RB, Helveston EM, Miller K et al. Incidence of strabismus in neonates. *American journal of ophthalmology,* 1985, 100(6): 798-801.

35. Bruce A, Santorelli G. Prevalence and Risk Factors of Strabismus in a UK Multi-ethnic Birth Cohort. *Strabismus,* 2016, 24(4): 153-160.

36. Chew E, Remaley NA, Tamboli A et al. Risk factors for esotropia and exotropia. *Archives of ophthalmology,* 1994, 112(10): 1349-1355.

37. Gill AC, Oei J, Lewis NL, Younan N et al. Strabismus in infants of opiate-dependent mothers. *Acta paediatrica,* 2003, 92(3): 379-385.

38. Friedman DS, Repka MX, Katz J, et al. Prevalence of decreased visual acuity among preschool-aged children in an American urban population: the Baltimore Pediatric Eye Disease Study, methods, and results. *Ophthalmology,* 2008, 115(10): 1786-1795, 1795 e1781-1784.

39. Hunter DG, Ellis FJ. Prevalence of systemic and ocular disease in infantile exotropia: comparison with infantile esotropia. *Ophthalmology,* 1999, 106(10): 1951-1956.

40. Dickmann A, Parrilla R, Aliberti S, et al. Prevalence of neurological involvement and malformative/systemic syndromes in A- and V-pattern strabismus. *Ophthalmic epidemiology,* 2012, 19(5): 302-305.

41. Francois J. [Importance of heredity in ophthalmology (author's transl)]. *Journal*

*francais d'ophtalmologie,* 1979, 2(10): 569-577.

42. Dufier JL, Briard ML, Bonaiti C et al. Inheritance in the etiology of convergent squint. *Ophthalmologica Journal international d'ophtalmologie International journal of ophthalmology Zeitschrift fur Augenheilkunde,* 1979, 179(4): 225-234.

43. Maumenee IH, Alston A, Mets MB et al. Inheritance of congenital esotropia. *Transactions of the American Ophthalmological Society.* 1986；84: 85-93.

44. Waardenburg PJ. Squint and heredity. *Documenta ophthalmologica Advances in ophthalmology,* 1954, 7-8: 422-494.

45. de Vries B, Houtman WA. Squint in monozygotic twins. *Documenta ophthalmologica Advances in ophthalmology,* 1979, 46(2): 305-308.

46. Richter S. On the heredity of strabismus concomitans. *Humangenetik,* 1967, 3(3): 235-243.

47. Niederecker O, Mash AJ, Spivey BE. Horizontal fusional amplitudes and versions. Comparison in parents of strabismic and nonstrabismic children. *Archives of ophthalmology,* 1972, 87(3): 283-285.

48. Mash AJ, Hegmann JP, Spivey BE. Genetic analysis of vergence measures in populations with varying incidences of strabismus. *American journal of ophthalmology,* 1975, 79(6): 978-984.

49. Mash AJ, Spivey BE. Genetic aspects of strabismus. *Documenta ophthalmologica Advances in ophthalmology,* 2 1973, 34(1): 285-291.

50. Rubin W, Helm C, McCormack MK. Ocular motor anomalies in monozygotic and dizygotic twins. In: *Reinecke R, ed. Strabismus: proceedings of the 3rd meeting of the international strabismological association,* Asilomar, CA, 1978. New York, NY: Grune & Stratton, 1978: 89.

# 第四章　内　斜　视

## 第一节　内斜视的诊断

【PPP 中描述】

对斜视进行全面评估的目的在于做出准确的诊断，确定初始状态，给予恰当的初始治疗。应考虑限制性、麻痹性或其他神经原因（特别是头部创伤或颅内压增高）导致斜视的可能性。斜视会造成幼儿双眼视觉的快速破坏、单眼抑制和异常视网膜对应，因此早期诊断和治疗至关重要。

【解读】

斜视可分为共同性斜视和非共同性斜视两大类，后者还可以分为麻痹性斜视和限制性斜视。非共同性斜视的病因主要为眼外肌和所支配的脑神经病变，因此在作出斜视诊断的同时，需要进行相应的鉴别诊断。

内斜视将会导致幼儿双眼视觉的快速破坏。一项前瞻性研究报道，持续4 个月以上的恒定性内斜视是损害立体视觉最强的因素[1]。屈光调节性内斜视患儿，尽快（发病 4 个月之内）给予戴镜矫正眼位仍有可能维持双眼注视功能，不易导致弱视和内斜视的加重[2]。在另一项回顾性研究中，共纳入 114例屈光调节性内斜视患儿，在至少 10 年的随访过程中发现 15 例患儿的内斜视程度加重。内斜视加重主要发生于内斜视发病年龄小于或等于 24 个月，以及延迟戴镜矫正的患儿[3]。因此，早期诊断和治疗对保留内斜视患儿的双眼视功能以及维持眼位至关重要。

## 一、检查手段及其诊断意义

对儿童期起病的斜视患者，评估项目应包括全面的眼科检查，以及知觉、运动、屈光和调节检查。全面斜视检查应包括以下要素：

1. 使用镜片测量仪确认眼镜度数。

2. 看远和看近各个方位（原在位，上下注视和水平侧方注视）的眼位；如果有眼镜，则应该配戴眼镜后进行眼位检查。

3. 眼外肌功能（单眼运动和双眼运动，包括 A 征和 V 征等非共同性表现（详见眼外肌功能部分））。

4. 隐性或显性眼球震颤。

5. 知觉检查，包括融合和立体视觉。

6. 睫状肌麻痹检影 / 屈光检查。

7. 眼底检查。

8. 附加检查，比如单眼和双眼视动性眼球震颤试验，检查与婴儿型内斜视有关的鼻颞侧追随运动不对称，记录儿童对检查的配合情况，有助于对结果的解读，以及与随访时不同检查者的结果进行比较。

（一）眼位和眼球运动

【PPP 中描述】

临床上有许多方法可以评估眼位。无论是远距离还是近距离的眼位检查，应尽可能提供调节性视标。对于内斜视的患者，应该记录测量斜视度的方法，以及是否有屈光矫正。

【解读】

临床上常用点光源作为视标为儿童检查眼位，实际上最理想的是调节性视标。用调节性视标替代点光源视标，可以发现调节因素对眼位的影响，这样对诊断和调整眼镜度数都有重要意义。

【PPP 中描述】

如果病人无法配合更精确的测量，斜视度可以用角膜映光法加或不加三棱镜来估计，或者用交替遮盖时眼球再注视的运动量来估计。

【解读】

角膜映光法是根据光源在角膜上反光点的位置，判断有无眼位偏斜。1875 年 Hirschberg 最先设计了角膜映光法，此后又衍生出 Krimsky 角膜映光法，视野计角膜映光法和同视机角膜映光法。

1. Hirschberg 角膜映光法　被检查者背光而坐，检查者坐于被检查者对面，令被检查者注视 33cm 处的点光源，观察被检查者角膜上的映光点。注视眼的映光点位于瞳孔的中央，偏斜眼角膜上的映光点位于非中央部位。角膜映光点偏离瞳孔中央 1mm，相当于视轴偏斜 7°。如果角膜映光点位于瞳孔缘，视轴偏斜约 2mm，相当于 15°；角膜映光点位于瞳孔缘与角膜缘中间，大约偏斜 4mm，相当于 25°～30°；映光点位于角膜缘相当于 45°。

Hirschberg 角膜映光法是最经典、简单、方便的眼位检查手段，与遮盖法结合使用可以对正位、隐斜、显斜作出诊断。适用于不能合作的幼儿、双眼或单眼注视功能不好、眼球运动受限不能注视原在位的患者。缺点是该方法只能粗略估计斜视角度，无法把 Kappa 角除外。

Kappa 角就是视轴和光轴之间的夹角。如果黄斑中心凹位于光轴颞侧，则角膜映光点位于瞳孔中央偏向鼻侧，这就称为阳性 Kappa 角，外观好像外斜视。如果黄斑中心凹的位置在光轴的鼻侧，角膜映光点则位于角膜中央的颞侧，这时称作阴性 Kappa 角，外观像内斜视。

2. Krimsky 角膜映光法　三棱镜加 Hirschberg 法测量斜视度的方法，即把手电筒灯光照射在患者两眼上，并让患者注视与点光源并排的调节性视标，检查者把三棱镜放在注视眼前（三棱镜的方向根据斜视的类型来确定，内斜视时，三棱镜底朝外；外斜视时，三棱镜的底向内；上斜视时，三棱镜底向下；下斜视时，三棱镜的底朝上），通过增减三棱镜度数直至两眼角膜映光点位于瞳孔中央且对称，这时加在注视眼前的三棱镜度数近似于偏斜眼的斜视度。该方法适用于不合作的儿童和一眼视力低下的知觉性斜视的患者。对于有眼球运动障碍的斜视，可在偏斜眼前放置三棱镜来测量斜视度。Krimsky 角膜映光法比 Hirschberg 角膜映光法要准确，但仍需要考虑 Kappa 角的影响。

一项针对经验丰富的斜视医师的临床试验表明，Hirschberg 和 Krimsky 角膜映光法的精确程度远不如**三棱镜＋交替遮盖试验**，Hirschberg 角膜映光法容易低估斜视度，而 Krimsky 角膜映光法则相反[4]。

【PPP 中描述】

三棱镜＋交替遮盖试验测量总体偏斜，用于斜视手术量的定量设计。同时三棱镜＋遮盖 - 去遮盖试验测量显性偏斜，为有融合性集合的患者提供非常有用的信息，这类患者在双眼注视时的眼位好于交替遮盖时（例如，单眼注视综合征）。许多外科医生采用三棱镜＋遮盖 - 去遮盖试验来确定斜视是否需要手术。

【解读】

1. 三棱镜＋交替遮盖试验　测量隐斜和显斜度数的总和，反映了眼球自然偏斜的最大程度，排除了融合功能的影响。该方法一般用于斜视手术前的定量检测，适用于共同性斜视。

操作方法：被检查者分别注视 33cm 和 6m 的视标，遮眼板从一只眼迅速移向另一只眼，经过数次交替遮盖后，眼位出现最大的分离状态。手持三棱镜，根据斜视的方向把三棱镜放在一只眼前，继续交替遮盖两只眼，不断调整三棱镜的度数，直到交替遮盖时不再出现眼球运动为止。将三棱镜放于另一眼前，以同样的方法测量。三棱镜＋交替遮盖试验是利用三棱镜的屈折力量完全中和了眼位的偏斜，此时的三棱镜度数就是总的斜视度数（图 4-1）。

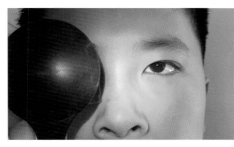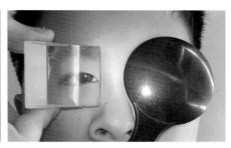

图 4-1　三棱镜＋交替遮盖试验

2. 三棱镜＋遮盖 - 去遮盖试验　测量显斜度数，因此许多外科医生采用该方法来确定斜视是否需要手术。适用于共同性斜视、不全麻痹性斜视。

操作方法：用遮眼板遮盖注视眼，三棱镜放在偏斜眼前，重复遮盖注视眼，不断调整三棱镜的度数，直到遮盖注视眼时，偏斜眼不再出现眼球运动，这时的三棱镜度数是显斜的度数。更换注视眼重复上述检查。

交替遮盖法或遮盖 - 去遮盖法不适用于一眼盲、旁中心注视、眼球运动明显受限者，对单眼注视综合征（$<10^{\triangle}$）可能漏诊。

3. 单眼注视综合征　非注视眼存在中心暗点，导致双眼黄斑中心凹同时视功能缺失，可伴或不伴有 $10^{\triangle}$ 以内的显斜[5,6]。根据病因，Parks 将斜视、屈光参差或单眼黄斑病变等原因造成的定义为继发性单眼注视综合征，反之为原发性[5]。单眼注视综合征主要的临床表现包括：小度数显斜，异常视网膜对应，旁中心注视，中心暗点，弱视，粗糙的立体视觉和周边融合功能[5,6]。单眼注视综合征较为稳定，但也有进展为大角度斜视，甚至复视可能，归为失代偿性单眼注视综合征[7]。本病原则上不手术，治疗方法包括矫正屈光不正，遮盖健眼，训练弱视眼。

（二）眼外肌功能

【PPP 中描述】

检查人员应评估双眼运动和单眼运动，并注意有无不足、亢进或非共同性（不同注视方位斜视度不同）。双眼运动有限制，但单眼运动外展到位可以将婴儿型或调节性内斜视与麻痹性、限制性内斜视，或者 Duane 眼球后退综合征Ⅰ型相鉴别。

【解读】

1. 单眼运动检查　检查时遮盖一眼，另一眼注视并追随检查者手持的视标，做水平左转、右转、垂直上转、垂直下转以及左上转、右上转、左下转、右下转运动。

单眼运动正常的标志为：内转时瞳孔内缘到达上下泪小点连线，外转时角膜颞侧缘到达外眦角，上转时角膜下缘到达内外眦角连线，下转时角膜上缘到达内外眦角连线。

当某一方向的眼球运动幅度不能达到上述位置时，则提示向该方向运动的肌肉力量不足，或存在限制因素。当眼球运动超过上述位置时，则提示向该方向运动的肌肉力量亢进。

2. 双眼运动检查　令被检查者双眼注视检查者手持的视标，余检查方法同单眼运动检查。双眼运动的正常幅度与单眼运动的幅度相同，双眼运动异常的表现也与单眼运动异常的表现相同。双眼运动依据 Hering 法则，即双眼运动时配偶肌接受同等量的神经冲动。假设一对配偶肌中一条肌肉的功能不足或者亢进，则表现为该配偶肌运动方向双眼运动幅度不一致。内眦赘皮的患者，内转时注意排除假性内直肌亢进。内斜视患者，内上、内下转时注意排除假性斜肌功能亢进。

【PPP 中描述】

在婴幼儿，由于检查无法配合，单眼遮盖和眼头转动（娃娃头试验或前庭眼球反射）显得尤为重要，往往能够提示正常的单眼运动功能。应该记录有无斜肌功能障碍、A 征或 V 征和（或）分离性垂直或水平偏斜。伴有眼外肌不全麻痹、麻痹或限制的疾病不在本册讨论范围之内。

【解读】

娃娃头试验，根据前庭眼球反射，当头向水平左右侧或者上下方转动时，内耳半规管受内淋巴液的刺激引起眼球运动。具体检查方法如下：检查者用手按住被检查者的头顶，使头向水平左右两侧转动，当头向右侧转动时，观察双眼是否向左转；当头向左侧转动时，观察双眼是否向右转。如果双眼运动幅度正常，则可以排除外直肌麻痹。主要用于先天性内斜视与展神经麻痹的鉴别诊断。同样的，可以使头后仰，下颌上举，观察双眼是否下转；使下颌内收，观察双眼是否上转。

（三）眼球震颤的检查

【PPP 中描述】

内斜视患者的眼球震颤可以是显性、隐性或者显 - 隐性。眼球震颤更常见于低龄发病的斜视患者。显性眼球震颤持续出现，可以是水平、垂直和（或）旋转的，通常双眼对称，虽然它的幅度、频率和波形可能随着注视方向和其他特定的观看条件而变化。

隐性眼球震颤（遮盖性眼球震颤）是共轭性的，只有一眼被遮盖时才出现，特征性的表现是遮盖一眼时，未遮盖眼出现水平振荡，即注视眼向鼻侧缓慢漂移，然后是扫视再注视。隐性眼球震颤是唯一一种更换注视眼，眼球震颤方向反转的震颤类型。显 - 隐性眼球震颤与隐性眼球震颤有相同的波形，在双眼同时视的条件下表现出眼球震颤，单眼遮盖后震颤幅度增加。显 - 隐性眼球震颤的儿童常常伴有代偿头位并保持内转眼注视，以获得更好的视力。

虽然内斜视和眼球震颤经常同时出现于婴儿型内斜视，但要与眼球震颤阻滞综合征鉴别，后者是婴儿型内斜视的患儿使用过度集合来抑制眼球震颤的幅度。在这些患儿中，内斜视的幅度似乎随着三棱镜中和偏斜而增加。

【解读】

眼球震颤阻滞综合征：1966 年 Adelstein 与 Cüppers 将先天性冲动型眼球震颤合并内斜视者命名为眼球震颤阻滞综合征，是以婴儿早期发生眼球震颤伴内斜视、代偿头位及假性展神经麻痹为主要临床特征的斜视[8]。该病的病因未明，目前认为在婴儿期先出现眼球震颤，为提高视力，通过内转或者调节集合来抑制眼球震颤所致[8]。眼球震颤阻滞综合征的临床表现包括：①眼球震颤：发生在内斜视之前，为先天性冲动型显性眼球震颤，眼球内转位（内斜视或集合）时眼球震颤幅度和强度减轻或消失；当内转眼变成正位时出现水平眼球震颤；当该眼向外转时，眼球震颤明显加重。②内斜视：多合并婴儿型内斜视，单侧多见，发生在眼球震颤之后，为非调节性。斜视角常有变动，内斜角度与眼球震颤成反比，即内斜度数增加时眼球震颤强度减轻或消失，视力增加；内斜度数减小时，则眼球震颤强度增强，视力减弱。③代偿头位：为头转向注视眼侧，即使遮盖另眼或另眼前加与斜视角相等量的三棱镜后，代偿头位可表现为交替面转。④假性展神经麻痹：双眼运动时外展受限，做单眼水平运动时，外直肌肌力正常。有些眼球震颤阻滞综合征的患者，除眼球震颤外，还存在弱视和垂直性分离斜视，隐性眼球震颤和显性眼球震颤的成分可能同时存在，有些患者存在中枢神经系统疾病及颅内压增高等疾患。眼球震颤阻滞综合征应该与婴儿型内斜视合并眼球震颤，婴儿型内斜视的交叉固视和双侧展神经麻痹相鉴别，应作三棱镜试验。

（四）知觉检查

【PPP 中描述】

在可行的情况下，应该使用 Worth 四点灯试验和立体视觉检测评估孩子的双眼知觉状态。年龄过小的儿童可能难以获得可靠的数据。对于年长的斜视（特别是内斜视）患者，如果有复视的病史，那么详细的知觉检查是非常有用的。知觉检查应在眼贴或遮挡物破坏孩子双眼视状态之前完成，包括 Bagolini 线状镜试验、后像测试和同视机检查，可进一步确定儿童的知觉运动状态。

【解读】

Bagolini 线状镜试验主要用于各类斜视术前双眼视功能的评估，包括融合功能检查、视网膜正常对应与异常对应检查、单眼抑制检查、主导眼检查、复视检查。

1. 检查方法　Bagolini 线状镜（图 4-2）是刻有极细的斜向平行线条的透镜，右眼镜片上的线条轴向指向 135°，左眼线条轴向指向 45°。检查在暗室或者半暗室完成，令被检查者戴 Bagolini 线状镜，分别注视 33cm 和 6m 距离的点光源。

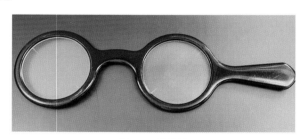

图 4-2　线状镜

2. 结果分析　被检查者看到两束相互垂直的交叉光线，光点位于交叉点（图 4-3A），说明被检查者有融合功能。做交替遮盖，如果双眼不动，说明为视网膜正常对应，如果双眼运动，说明为视网膜和谐异常对应。

被检查者仅看到一条斜线（图 4-3B，C），则看不到斜线的眼有抑制。

被检查者看到一条斜线在两斜线交叉点处有缺口（图 4-3D），为单眼斜视，黄斑中心凹有抑制。

被检查者看到两个光点，每一光点都有斜线穿过，则为复视。两个光点在交叉点之下，说明为内斜视复视（图 4-3E）；两个光点在交叉点之上，说明有外斜视复视（图 4-3F）。

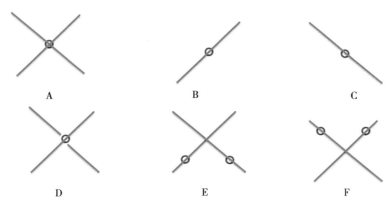

图 4-3　Bagolini 线状镜试验结果

【PPP 中描述】

通过双眼获得的两个稍有不等的图像经视皮质整合后，就产生立体视觉。许多方法可以检查立体视觉，包括轮廓立体视觉测试（Stereo Fly Test）、Randot 测试、Random-Dot E 测试、TNO 测试、Frisby 测试和 Lang 立体视觉测试。

Worth 四点灯试验可以评估周边或中心融合。令被检查者右眼戴红镜片，左眼戴绿镜片（图 4-4），分别在远、近距离注视四点灯箱（两绿，一红，一白）（图 4-4）。在远距离（6m），视网膜中心投射范围为 2°，检查中心融合情况。在近距离（33cm），视网膜中心投射范围为 6°，检查周边融合情况。在近距离进行测试时，如果被检查者看到四个灯，垂直方向下方的灯可以是红色、红绿交替或者橙色，提示周边融合（图 4-5A）；如果看到两个红灯或三个绿灯，提示单眼抑制（图 4-5B、C）；如果同时看到五个灯，提示复视（图 4-5D）。一些交替单眼抑制的患者可能会看到五个灯，但不是同时看到所有的五个灯。四点灯试验是主观检查，要求被检查者充分合作。

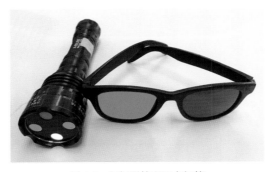

图 4-4　红绿眼镜和四点灯箱

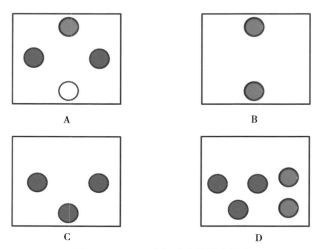

图 4-5　Worth 四点灯试验结果示意图

【解读】

　　立体视觉用立体视锐度来表示，即两眼所能分辨的最小深度差。临床上测试立体视锐度时，让受试者两眼戴测试眼镜看一放置在眼前的均向鼻侧水平偏离的图像，戴红、绿眼镜看到相应的红、绿图像，戴偏振光眼镜则看到相对应的偏振光图像。由于受试者戴测试眼镜同时注视时两眼所看到图像的位置不同，从而产生立体视觉。

　　常用的立体视锐度测试根据设计原理分为两类：一类根据偏振光原理设计的轮廓立体视锐度测试，另一类是根据随机点原理设计的随机点立体视锐度测试。

　　1. 轮廓立体视锐度测试　是采用一个连续轮廓缘的立体图像进行检查，最常用的是 Titmus 立体视觉图（图 4-6）。

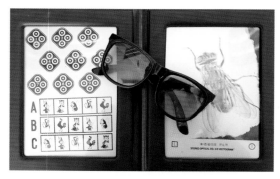

图 4-6　Titmus 立体视觉图

2. 随机点立体视锐度测试 是由两片随机散布的底色点设计而成，受试者通过戴测试眼镜，使两片底色点分别投射到两眼。随机点立体视觉图与轮廓立体视觉图相比，优点是没有单眼线索，因此真阳性反应高，而假阳性反应低。临床常用的 TNO 立体视觉图和 Lang 立体视觉图是根据红绿互补原理设计，Randot 随机点立体视觉图是根据偏振光原理设计。

（五）睫状肌麻痹检影 / 验光

【PPP 中描述】

明确屈光不正对于弱视或斜视的诊断和治疗非常重要。患者应尽可能接受睫状肌麻痹检影验光和主觉精细验光。在高度远视伴视疲劳或者调节不足的情况下，睫状肌麻痹之前进行动态检影将有助于快速评估患儿的调节能力。动态检影就是当患者将视线从远处转移到检影镜上的小视标时，检查者评估影动的改变，从"顺动"直至变为"中和状态"。

充分的睫状肌麻痹对于儿童准确的检影是非常必要的，因为与成人相比，他们有更强的调节能力。目前尚无一种理想的睫状肌麻痹剂，既起效快、恢复快、睫状肌麻痹充分，又无局部或全身副作用[9]。关于睫状肌麻痹剂的详细资料，请参见儿童眼科评估 PPP 第二部分全面的眼科检查[10]。

【解读】

常用的睫状肌麻痹剂包括阿托品、环戊通和托吡卡胺。阿托品为 M 胆碱能受体阻滞剂，是临床上作用最强的睫状肌麻痹剂，药效持续 2～3 周。阿托品主要用于学龄前儿童、远视和内斜视儿童，目的是为了充分麻痹睫状肌，尽量减低剩余调节，避免远视矫正不足及屈光调节性内斜视的失代偿[9, 11, 12]。一项研究纳入了 120 例 5.5 岁以下白种人内斜视远视儿童，比较环戊通和阿托品的睫状肌麻痹效果，结果显示使用 1% 阿托品后的远视度数比使用 1% 环戊通后的高 0.34 D，22% 的内斜视儿童在使用阿托品后远视度数增加 1.00 D 以上[12]。由于使用阿托品以后会出现较长时间的视近模糊，对学龄儿童的学习和生活带来诸多不便，此外，阿托品可引起眼红、口干、面部潮红、畏光等不适。

环戊通是人工合成的抗胆碱能药物，其睫状肌麻痹作用仅次于阿托品，药效持续时间最长为 48 小时，不良反应明显较阿托品少，是国际上儿童客观验光检查中的一线睫状肌麻痹剂[13, 14]。一项研究使用视网膜检影的方法比较 1% 环戊通与阿托品或后马托品睫状肌麻痹的效果，53% 的 1.5～6 岁斜视儿童使用阿托品后的远视度数比使用环戊通后的高 0.60 D，27% 的 6～11 岁儿童使用环戊通后睫状肌麻痹的效果大于后马托品（前者平均较后者高

0.5D）[11]。1% 环戊通滴眼液可以在大于 6 个月的婴儿中使用，也可与 2.5% 盐酸去氧肾上腺素或者 1% 托吡卡胺联合使用，以获得检影所需的瞳孔散大的效果[16]。儿童眼科评估 PPP[10] 指出针对小于 6 月龄的婴儿，常使用 0.2% 环戊通和 1% 去氧肾上腺素[16]。

托吡卡胺是 $M_2$ 胆碱能受体阻断剂，具有阿托品样抗乙酰胆碱作用，致瞳孔散大及睫状肌麻痹。用药后起效迅速，药效持续 4～8 小时，但是睫状肌麻痹作用相对弱。托吡卡胺的睫状肌麻痹强度与药物浓度密切相关：0.25% 和 1% 浓度的药物点眼后，前者剩余的调节为 3.17D，后者为 1.30D。由于托吡卡胺睫状肌麻痹效果相对较弱，因此单独使用不能完全满足临床需要[17]。

（六）检眼镜检查

【PPP 中描述】

内斜视的儿童可能会伴有视网膜或视神经的异常，在一些病例中导致知觉性斜视，应特别注意视神经有无水肿、苍白或先天性发育异常的征象。此外，黄斑的鼻侧或颞侧移位可能引起假性斜视（即表现为斜视，但是在良好固视的情况下通过交替遮盖检查没有出现眼球移动）。黄斑的颞侧移位（最常见于早产儿视网膜病变患者）可能会导致阳性 Kappa 角，即角膜映光点的鼻侧移位。

【解读】

本册将这种因视网膜病变引起的角膜映光点移位也归为 Kappa 角，而国内所指的 Kappa 角一般为生理性 Kappa 角。黄斑的颞侧移位导致阳性 Kappa 角，这种表现与儿童外斜视非常相似，也会掩盖儿童的内斜视。阴性 Kappa 角不常见，通常伴有高度近视。

知觉性内斜视是指婴幼儿期，因屈光参差、外伤、角膜混浊、先天性白内障、黄斑和视神经病变等导致一眼或者双眼视力严重下降，知觉性融合功能障碍而引起的内斜视。因此，对一眼视力低下的内斜视一定要注意排除有无存在知觉性因素，与斜视性弱视进行鉴别。

（七）附加检查

【PPP 中描述】

如果是非共同性斜视，怀疑眼外肌限制，或者眼外肌麻痹，被动牵拉试验和（或）主动牵拉试验是非常有必要的。一般来说，在门诊和检查室对幼儿进行这类检查不太可行，往往在儿童麻醉后眼外肌手术开始前进行。如果发现眼外肌的机械性限制，手术方案可能需要调整。

【解读】

1. 被动牵拉试验 用于鉴别眼球运动障碍的原因是神经肌肉麻痹还是机械性限制。可以在眼球表面麻醉或全身麻醉下进行。用镊子夹持被检查肌肉相对的角巩膜缘，牵拉眼球。向肌肉运动反方向牵拉眼球，如果无阻力，说明被检肌肉麻痹；向肌肉运动方向牵拉眼球，如果有阻力，说明拮抗肌有机械性限制、肌肉挛缩、肌肉筋膜先天异常。

2. 主动牵拉试验 测试受累眼眼外肌收缩力量，估计眼外肌麻痹的程度。在局麻下，用镊子夹住受累肌侧角膜缘外 2～3mm 内的结膜，让患者的眼球向受累肌肉的作用方向注视，眼球运动牵动镊子，检查受累肌收缩的力量。与对侧眼同名肌肉收缩力量相比，可以估计是否存在神经肌肉麻痹及麻痹大致程度。

## 二、内斜视的诊断依据

【PPP 中描述】

内斜视的诊断依据包括病史和上述的检查结果。全面的病史一般包括以下几个方面，但一些细节部分取决于病人的特殊问题和需求。

1. 基本情况 包括患者的性别、出生日期和父母 / 监护人的身份。

2. 病史提供者的身份以及与患者的关系。

3. 其他卫生保健提供者的身份。

【解读】

与成人不同，斜视患儿的病史一般由家长提供。只有一起居住的家长对患儿的观察最为仔细，所以明确病史提供者的身份以及与患儿的关系非常重要，不仅能够判断病史的可靠性，也能对病情有一个初步的判断。

【PPP 中描述】

4. 主诉 包括斜视出现的时间和频率；哪只眼偏斜，向哪个方向偏斜；是否存在复视、眯眼、闭一只眼或其他视觉症状。回顾病人的照片对了解眼部情况也会有所帮助。

【解读】

除了询问患儿家长眼部基本情况以外，医生也可以在接诊时进行观察和评估，观察患儿在放松状态下眼睛偏斜情况、偏斜的性质和异常头位等，另外患儿的照片也能提供一些辅助信息。关于斜视的详细情况，一定要仔细询问，这对于诊断和治疗都非常重要。比如斜视出现的频率，可以区分恒定性还是间歇性斜视，这对于双眼视功能的判断和手术时机的选择非常重要。比如调节性内斜视的患者，斜视度随着动用调节的不同而有变化，往往在看近处小视标时内斜视更为明显。比如麻痹性或者限制性斜视的患者，往往有异常头位。

【PPP 中描述】

5. 眼科病史　包括其他眼部问题、外伤、疾病、手术和治疗（包括眼镜和（或）弱视治疗）。

【解读】

眼部病史非常重要，比如有无高度近视病史、视网膜脱离巩膜外加压手术史、斜视手术史等。另外，屈光状态、戴镜和弱视治疗情况对斜视类型的判断，治疗方案的选择和手术设计也非常有帮助。

【PPP 中描述】

6. 系统性病史　包括出生体重、胎龄、产前和围产期病史（例如怀孕期间饮酒、吸烟和药物使用情况等）、既往住院和手术史以及身体健康状况和发育情况。

7. 系统回顾　包括头部创伤史、相关的系统性疾病。

【解读】

头部创伤史有可能导致支配眼外肌的脑神经损伤，比如滑车神经损伤，也可能造成眼眶骨折和眼外肌嵌顿。系统性疾病例如重症肌无力可能合并上睑下垂和麻痹性斜视。

【PPP 中描述】

8. 目前用药情况和过敏史。

9. 家族史　包括眼部情况（斜视、弱视、眼镜类型和配戴历史、眼外肌手术或其他眼科手术、遗传性疾病）。

10. 社会史　例如所读年级、有无学习困难、行为问题或社会交往问题等。

【解读】

已有大量研究证实斜视会造成儿童、青少年和成人的社会心理问题，包括社交恐惧、焦虑和抑郁，影响人际交往、求学、工作和运动，斜视矫正手术不仅能够改善容貌，并且能够显著增加患者的自尊和自信心[18~23]。

（吴联群　赵　晨）

# 参考文献

1. Fawcett S, Leffler J, Birch EE. Factors influencing stereoacuity in accommodative esotropia. *J AAPOS,* 2000, 4(1): 15-20.

2. Wilson ME, Bluestein EC, Parks MM. Binocularity in accommodative esotropia. *J Pediatr Ophthalmol Strabismus,* 1993, 30(4): 233-236.

3. Dickey CF, Scott WE. The deterioration of accommodative esotropia: frequency, characteristics, and predictive factors. *J Pediatr Ophthalmol Strabismus,* 1988, 25(4): 172-175.

4. Choi RY, Kushner BJ. The accuracy of experienced strabismologists using the Hirschberg and Krimsky tests. *Ophthalmology,* 1998, 105(7): 1301-6.

5. Parks MM. The monofixation syndrome. *Trans Am Ophthalmol Soc.* 1969, 67: 609-657.

6. Clarke WN, Noel LP. Stereoacuity testing in the monofixation syndrome. *J Pediatr Ophthalmol Strabismus,* 1990, 27(3): 161-163.

7. Arthur Bw, Smith JT, Scott wE. Long-term stability of alignment in the monofixation syndrome. *J Pediatr Ophthalmol Strabismus,* 1989, 26(5): 224-231.

8. Von Noorden GK. The nystagmus compensation(blockage)syndrome. *Am J Ophthalmol,* 1976, 82(2): 283-290.

9. Parks MM. Discussion of Raab EL: hypermetropia in accommodative esodeviation. *J Pediatr Ophthalmol Strabismus,* 1984, 21: 197-198.

10. American Academy of Ophthalmology Pediatric Ophthalmology Strabismus Panel. Preferred Practice Pattern®. Pediatric Eye Evaluations. San Francisco, CA: American Academy of Ophthalmology, 2017.

11. Stangler-Zusehmtt E. Cycloplegia with cyclopentolate for testing-refraction of children. *K1in Monbl Augenheilkd,* 1979, 175: 95-99.

12. Rosenbaum AL, Bateman JB, Bremer DL. Cycloplegie refraction in esotropie children. Cyclopentolate versus atropine. *Ophthalmology,* 1981, 88: 1031-1034.

13. Fotedar R, Roehtehina E, Moran I, et a1. Necessity of cyeloplegia for assessing irefraetive error in 12-year old children: a population-based study. *Am J Ophthalmol,* 2007, 144: 307-309.

14. Jones LW, Hodes DT. Possible allergic reactions to eyclopentolate hydrochloride: case reports with literature review of uses and adverse reactions. *Ophthalmic Physiol Opt,* 1991, 11: 16-21.

15. Fan DS, Rao SK, Ng JS, et al. Comparative study on the safety and efficacy of different cycloplegic agents in children with darkly pigmented irides. *Clin Experiment Ophthalmol,* 2004, 32(5): 462-467.

16. Khoo BK, Koh A, Cheong P, Ho NK. Combination cyclopentolate and phenylephrine for mydriasis in premature infants with heavily pigmented irides. *J Pediatr Ophthalmol*

*Strabismus,* 2000, 37(1): 15-20.

17. 许江涛. 强效睫状肌麻痹剂环戊通能否替代阿托品. 中华眼科杂志, 2012, 48(9): 772-775.

18. Satterfield D, Keltner JL, Morrison TL. Psychosocial aspects of strabismus study. *Arch Ophthalmol*, 1993, 111(8): 1100-1105.

19. Menon V, Saha J, Tandon R, Mehta M, Khokhar S. Study of the psychosocial aspects of strabismus. *J Pediatr Ophthalmol Strabismus*, 2002, 39(4): 203-208.

20. Xu J, Yu X, Huang Y, Chen J, Yu H, Wang Y, Zhang F. The psychosocial effects of strabismus before and after surgical correction in Chinese adolescents and adults. *J Pediatr Ophthalmol Strabismus*, 2012, 49(3): 170-175.

21. Cumurcu T, Cumurcu BE, Ozcan O, Demirel S, Duz C, Porgalı E, Doganay S. Social phobia and other psychiatric problems in children with strabismus. *Can J Ophthalmol*, 2011, 46(3): 267-270.

22. Durnian JM, Owen ME, Baddon AC, Noonan CP, Marsh IB. The psychosocial effects of strabismus: effect of patient demographics on the AS-20 score. *J AAPOS*, 2010, 14(6): 469-471.

23. Durnian JM, Noonan CP, Marsh IB. The psychosocial effects of adult strabismus: a review. *Br J Ophthalmol*, 2011, 95(4): 450-453.

## 第二节　内斜视的治疗

### 一、内斜视的治疗准则

（一）基本原则

【PPP 中描述】

各种类型的内斜视都应当考虑进行治疗。应当尽快建立正常眼位，特别是在年幼的儿童中，以便最大限度地增加双眼视的可能，防止弱视或促进其治疗，恢复正常外观。

【解读】

本册强调要尽快建立正常眼位，这主要是基于对双眼视、弱视、外观和生活质量等的综合考虑。治疗内斜视的潜在益处包括促进双眼视和每只眼的正常视功能[1-4]。本册指出，未治疗的斜视儿童的双眼视和社会交往会受到损害，这可能会影响他们的社会交往和生活质量（高质量证据）。

1. 双眼视　出生后 24 个月是双眼视发育的关键时期，在这个阶段，即使短暂的异常视觉经验，也可导致双眼视的破坏。双眼视对于一些职业来说是必需的，对很多活动，如体育运动和日常生活也是有用的[5-8]。已有证据表明，早期手术矫正内斜视（2 岁之前）可以改善双眼视功能，可能是因为缩短了内斜视的持续时间，而且越早手术，获得双眼视的可能性越高。双眼视的获得对维持稳定的眼位和减少复发具有重要的作用，一生中手术次数和社会的总体花费都可减少[1, 2, 9-13]。只要患者配合检查，早期手术并不会降低手术的成功率。而且，早期手术也可以减少发生垂直性分离斜视的可能，特别是对大角度内斜视[14]。

2. 弱视　内斜视是弱视的首要原因，婴儿型和获得型内斜视[15]都有发生弱视的危险。本册指出，交替注视的存在可减少这种危险。手术矫正内斜视本身对弱视有一定的治疗作用[16]。

3. 外观和生活质量　正常的眼位和人与人之间正常的目光接触对于一个人正面自我形象的发展和促进社会交往都是至关重要的[5, 7, 8, 17-20]。在一项研究中，5 岁及以上的儿童对于内斜视或外斜视的玩偶表现出负面感觉[21]。在另一项研究中，小学老师对内斜视和外斜视儿童的个人特征的评价要比正视儿童更为负面[18]。在多种族小儿眼病研究征集的儿童样本中，家长报告学龄前儿童的斜视与全身健康相关的生活质量降低相关[22]。内斜视可能会减少被雇佣的机会[8, 23, 24]。

（二）临床目标

【PPP 中描述】

临床目标包括：

1. 发现和治疗可能引起内斜视的弱视或由内斜视引起的弱视。

2. 在恰当的时候对患者和（或）家庭照顾者进行宣教。

3. 对患者的其他健康提供者告知诊断和治疗计划。

4. 治疗内斜视（使视轴正位），促进和维持双眼视（融合和立体视觉），防止弱视或促进弱视的治疗，恢复正常外观。

5. 通过获得最佳的眼位和视力来获得最好的生活质量。

6. 监测视力和双眼眼位，适当时调整治疗。

【解读】

临床目标除了治疗弱视和内斜视外，强调对患者和家庭照顾者的宣教，对其他健康提供者的告知以及生活质量的评估。内斜视和弱视的治疗是一个长期的过程，需要各方面的配合。应该详细交代诊断、各种治疗方法的利弊和治疗计划等，病情出现变化时应及时沟通和适当调整。

## 二、治疗方法的选择

（一）治疗计划的制订

【PPP 中描述】

如果合适，应在与患者和家长 / 监护人共同商议后制订治疗计划。计划应能反映患者和家长 / 监护人的期望与要求。

【解读】

内斜视的治疗包括矫正屈光不正、双焦点眼镜、三棱镜治疗、弱视治疗、眼外肌手术、肉毒杆菌毒素注射和其他药物。本册重点强调治疗计划的制订应当考虑到患者和家长 / 监护人对目前眼位的理解程度，这种理解可能与眼科医师的理解有所不同。比如调节性内斜视可以依靠戴镜矫正，无须手术矫正；部分调节性内斜视，手术的目标是矫正戴镜后的斜视度，但家长 / 监护人会因为不想戴镜要求手术矫正全部的斜视度。无论患者和家长 / 监护人选择何种治疗计划，眼科医师有责任进行详细的告知和宣教，特别是在施行手术之前，患者和家长 / 监护人与眼科医师应就治疗的目标达成一致，对治疗计划有正确的理解和合理的预估。对双眼立体视觉潜能很差的患者，本册指出手术恢复正常的外观也是恰当的治疗，但需告知患者存在无法改善立体视觉和复发的可能。

（二）治疗方法

1. 屈光不正的矫正

（1）治疗的目标

【PPP 中描述】

治疗的目标是充分矫正远视以便恢复正常眼位，临床上有意义的屈光不正都应当矫正。

【解读】

对于内斜视的儿童来说，矫正临床有意义的屈光不正是治疗的基础。儿童本身就是生理性远视，对于内斜视的儿童，给予远视眼镜的阈值要低于没有内斜视的儿童。参考小儿眼病评估 PPP 中第 Ⅱ 部分眼部检查中的婴儿和幼儿屈光矫正指南[25]，通常 2 岁及以下的内斜视儿童 ≥+2.00D 给予配镜，2 岁以上的内斜视儿童 ≥+1.50D 给予配镜。国内斜视专家普遍建议，对于内斜视的儿童，即使是更低度数的远视（＜1.50D），也应该根据睫状肌麻痹后的屈光不正结果给予全矫处方。低度远视的矫正对内斜视的度数波动或在看近时有较大偏斜的儿童也是有用的。通常，远视度数越大表明屈光不正是内斜视的重要病因的可能性越大，戴镜后矫正眼位的可能性也越大[25, 26]。对于大多数调节性内斜视患者，单独应用睫状肌麻痹后确定的眼镜或接触镜就可成功矫正眼位[27, 28]。

（2）矫正的方法

【PPP 中描述】

在大多数病例中，应该根据睫状肌麻痹后的屈光不正结果给予全矫处方。

【解读】

1% 环戊通在大多数患者中可以有效地获得屈光检查所需要的睫状肌麻痹。如果作用时间短的睫状肌麻痹剂不能达到充分的睫状肌麻痹时，可以应用 1% 阿托品来建立充分的睫状肌麻痹。全矫睫状肌麻痹后的屈光不正可能会引起远视力模糊，导致戴镜的依从性差[29]。对于内斜视的儿童，首次验光首选长效的 1% 阿托品充分睫状肌麻痹后验光，验光后即刻配镜可以增加戴镜的依从性[30]。如果采用短效的睫状肌麻痹剂验光，或者验光后未及时配镜，可以短暂使用睫状肌麻痹剂来增加戴镜的依从性。虽然远视的欠矫也会提高戴镜的依从性，但一般不推荐。在较大的儿童中，如果眼位偏斜得到控制，可以尝试逐渐减少远视矫正度数。减少远视矫正度数的效果可以在诊室里通过在眼镜前放置负镜片来模拟，以保证维持最佳矫正视力的同时仍能获得最理想的双眼眼位。本册特别强调在这个过程中平衡视力和双眼眼位的重要性，有时可能需要非睫状肌麻痹下的显然屈光检查来帮助确定。

（3）重复睫状肌麻痹下屈光检查的指征

【PPP 中描述】

当内斜视对于初始给予的远视屈光矫正没有反应，或者手术后内斜视复发，建议重复睫状肌麻痹下屈光检查（强烈建议，中等质量证据）。

【解读】

戴镜后眼位的改善可能需要数周的时间。下列几种情况建议重复睫状肌麻痹下屈光检查：①内斜视持续存在，在考虑手术之前建议重复睫状肌麻痹下的屈光检查，因为额外的远视性屈光不正可能没有被发现。②对于配戴远视眼镜后最初眼位很好，但是又发生复发性内斜视的儿童，应重复屈光检查。通常应用 1% 阿托品来建立充分的睫状肌麻痹[29]。③手术后内斜视复发或外斜视手术后的连续性内斜视，也应重复睫状肌麻痹下的屈光检查。

（4）眼镜的选择

【PPP 中描述】

头戴式或柔韧的单片式框架对于婴儿和年幼的儿童是有用的，眼镜柄脚的绳缆和弹簧铰链也有帮助。耐冲击镜片提供了更大的安全性，更适用于有弱视的儿童。

【解读】

基于材料科学的日新月异，与 2012 年 PPP 相比，本册对弱视儿童镜片的选择已不再局限于多聚碳酸的镜片。国外特别重视儿童的人身安全，大部分耐冲击镜片都要经过法律授权，国内尚没有这方面的法律法规。除了镜片的材料，对于婴儿和年幼的儿童来说，可以通过选择头戴式或柔韧的单片式框架、眼镜柄脚的绳缆和弹簧铰链来提高其对眼镜的耐受性。发育迟缓和斜视的儿童可能对眼镜的耐受性更差，但是他们可能对矫正较小度数的屈光不正也会有反应。准确地验配和适当地调整眼镜可以提高接受度。随着视力的提高，绝大多数儿童能够很好地耐受眼镜来控制内斜视。

2. 双焦点眼镜

（1）适应证

【PPP 中描述】

在具有知觉性融合潜能的患者中，配戴全矫远视眼镜后，看远时基本上维持正位，但看近时仍有明显内斜视，可以考虑给予双焦点眼镜治疗。

【解读】

临床上双焦点眼镜不常用，一般只用于过度集合的患者。过度集合是指当远视全矫后，看近时内斜视的度数明显大于看远时的度数。本册定义为增加 10$^\triangle$或以上（临床高 AC/A），我国五年制教材《眼科学》（第 8 版）[31] 中定义为≥15$^\triangle$。最初双焦点眼镜用于治疗高 AC/A 型内斜视是希望通过看近和看远时的眼位控制来改善患者的知觉结果。对于这类患者，一旦成功，必须长期配戴双焦点眼镜才能维持看近时的正常眼位，因为这类患者摘掉双焦点眼镜后内斜视复发的可能性较高[32]。然而，临床使用双焦点眼镜治疗高 AC/A 型内斜视并未见到知觉结果的改善，甚至可能由于患者不再需要主动地控制融合性分离，反而增加了其看近的斜视度和失代偿需要手术的概率[33]。目前关于双焦点眼镜在高 AC/A 型内斜视中的治疗价值，临床上仍存在争议，需要前瞻性随机对照临床试验进一步证实。一些临床医师避免使用双焦点眼镜，因为他们发现通过普通框架眼镜全矫来维持看远时的正位足以保护双眼视[33, 34]。近年来斜视手术在高 AC/A 型内斜视中的成功应用，消除了配戴双焦点眼镜的需要。通过手术可以减少 AC/A [35, 36]，同时看远时并没有发生连续性外斜视 [37-39]。由于双焦点眼镜的接受度差和治疗价值不确定，临床上更推荐斜视手术治疗高 AC/A 型内斜视。

（2）眼镜的设计

【PPP 中描述】

双焦的最小强度可以根据经验给予 +2.50 至 +3.00 的下加，以后根据耐受情况减少或作为常规的眼镜度数改变的一部分来减少度数。

【解读】

通常双焦点眼镜的设计是在全屈光矫正的情况下给予 +2.50 至 +3.00 的下加，我国五年制教材《眼科学》（第 8 版）[31] 建议在全屈光矫正的情况下给予 +1.50 至 +3.00 的下加，一些临床医师在诊室里应用试镜架来估计，给予维持看近时的隐内斜所需的最小强度。双焦点眼镜的下加可以为一字双光或平顶双光（D- 分段），双焦的顶端在学龄前儿童中应当在原位注视时平分瞳孔，在较大的儿童中稍低数毫米。双焦点眼镜的缺点包括外观的问题以及有被儿童拒绝的可能。渐变式双焦点眼镜在美容方面具有优势，一些对标准的双焦点眼镜适应良好的较大儿童更喜欢采用，所用的渐变眼镜过渡区应当比标准成人适配时高数毫米 [40]。

3．三棱镜治疗

（1）适应证

【PPP 中描述】

在一些合并复视的获得型内斜视患者中，三棱镜治疗可能有利于促进双眼视。

【解读】

婴儿型内斜视由于眼位偏斜度通常过大以致单独使用三棱镜无法矫正，所以临床上很少应用三棱镜治疗。目前临床上三棱镜在内斜视中的应用主要包括：

1）获得型内斜视合并复视：临床上比较少见，如果获得型内斜视患者合并复视，可以在配镜的基础上加用三棱镜来消除复视，以促进双眼视。

2）外斜视手术后的连续性内斜视：间歇性外斜视在中国的发病率远高于内斜视，文献报道的术后连续性内斜视的发生率为 1.5% ~ 27%，后者可以引起复视、双眼视功能的损害和弱视 [41]。通过三棱镜矫正不仅可以消除复视、维持双眼视功能和预防新的弱视产生，而且通过一段时间的三棱镜矫正，内斜视的度数逐渐减少，脱镜率 1 年时达到 32%，3 年时达到 82%，大多数患者可以不用二次手术 [42, 43]。目前这方面的研究都是回顾性的，迫切需要前瞻性、多中心、随机对照临床试验来进一步验证其效果。

3）伴有复视的其他类型内斜视：对于该类内斜视患者，三棱镜可以用来消除复视，一般常用于小度数和（或）早期的内斜视；大度数和稳定的内斜视首先考虑手术矫正，如果手术后仍残留少量内斜视和复视，也可以用三棱镜来消除复视。值得注意的是，不同原因引起的复视，三棱镜矫正的满意率差别很大，选择合适的病例和治疗前详细的告知是必不可少的 [44, 45]。

（2）三棱镜适应性治疗

【PPP 中描述】

压贴三棱镜也用于术前三棱镜适应性治疗，以确定作为施行眼外肌手术基础的全部斜视度数。

【解读】

三棱镜适应性研究探讨了术前压贴三棱镜在确定手术计划中最大斜视角和评估融合潜能中的作用。手术成功率，定义为看远时三棱镜加遮盖试验测得的水平偏斜≤8$^\triangle$。在那些对三棱镜治疗有反应（即显示出知觉性融合的证据）并且接受相应较大量的眼外肌手术的患者中，手术成功率最高，可达90% [46, 47]。但这部分患者一般都接受了较大量的手术，对这部分具有潜在融合潜能、单纯增加手术量而不进行三棱镜适应性治疗是否也会产生相似的结果，目前尚不明确。压贴三棱镜会引起视物模糊，导致一些儿童对眼镜的依从性差。而且应用压贴三棱镜可能需要多次随访评估，儿童，特别是没有配戴眼镜的儿童不能接受。基于这些理由，目前临床上只是选择性地应用三棱镜适应性治疗。

4. 弱视治疗

（1）弱视治疗的时间

【PPP 中描述】

弱视治疗通常在手术之前就已经开始，因为它有可能改变斜视角，和（或）增加术后获得良好双眼视的可能性。

【解读】

内斜视是形成弱视的首要原因，由于眼位偏斜后引起异常的双眼相互作用，斜视眼的黄斑中心凹受到抑制，导致斜视眼最佳矫正视力下降。多发生在单眼斜视，交替性斜视很少形成斜视性弱视。很多获得型内斜视患者同时合并远视或屈光参差，一般认为远视≥5.00DS，散光≥2.00DC 会增加弱视的风险；两眼球镜相差≥1.50DS，柱镜相差≥1.00DC 可以使屈光度较高眼形成弱视[48]。一旦确诊为弱视，应立即治疗。弱视治疗对斜视手术的意义：①弱视的治疗可以增加或减少部分调节性内斜视的斜视角，后者可以减少需要手术的比例[49]；②内斜视合并中重度弱视的患者的手术成功率明显低于那些合并轻度或者无弱视的患者；③弱视的治疗也可以增加术后获得良好双眼视的可能性，良好的双眼视对于维持双眼正位和减少复发至关重要[50, 51]。弱视治疗的基本策略为消除形觉剥夺的原因、矫正在视觉上有意义的屈光不正和促进弱视眼的使用。对于婴儿型内斜视，主要是通过对优势眼的遮盖来促进弱视眼的使用；对于获得型内斜视，在精确配镜的基础上促进弱视眼的使用才更有效。

（2）合并弱视的内斜视患者的手术时机

【PPP 中描述】

存在中度或重度弱视的内斜视患者的手术成功率低于存在轻度或者没有弱视的患者。但只要手术后继续坚持弱视的治疗，手术前弱视是否完全矫正对手术后的运动和知觉结果没有影响，而且手术矫正内斜视本身也可以治疗弱视。

【解读】

既往的观点认为，内斜视患者的弱视必须在手术前完全矫正，以获得最佳手术效果，这意味着有些患者必须延迟很长时间才能手术；而且内斜视作为形成弱视的首要原因，对有些患者来说，即使积极配合的弱视治疗，病因不解除，弱视也无法完全矫正。目前的观点认为内斜视合并单眼弱视需先行治疗弱视，待双眼视力接近平衡后（可交替注视）可行手术矫正。本册提到的手术成功率，是针对婴儿型内斜视的患者。对于婴儿型内斜视患者，存在中度或重度弱视患者的手术成功率低于存在轻度或者没有弱视的患者，轻度弱视对手术成功率没有影响。对于获得型内斜视患者，轻度或中度弱视对手术成功率都没有影响。因此，对于合并弱视的内斜视患者手术时机的选择需根据斜视的类型和弱视的程度，具体情况具体分析。只要手术后继续坚持弱视的治疗，手术前弱视是否完全矫正对手术后的运动和知觉结果没有影响，而且手术矫正内斜视本身也可以治疗弱视[51, 52]。对于知觉性内斜视，虽然视力的恢复已无可能，但可行手术恢复正常的外观，术前需告知患者复发的可能。

5. 眼外肌手术

（1）手术时机

【PPP 中描述】

内斜视的儿童如果通过配戴眼镜和弱视治疗不足以恢复正位，应当施行手术矫正。早期手术会增加获得双眼视的可能。

【解读】

本册强调，4 个月以下儿童的斜视有时可能会自发消退，特别当斜视是间歇性或斜视度可变，或者测量的斜视角小于 40$^\triangle$时（高质量证据）。对于大于 4 月龄的婴儿型内斜视，特别是当斜视度大于 40$^\triangle$时，内斜视基本没有自我缓解的可能。早期（2 岁之前）手术获得 10$^\triangle$以内的正位会增加获得双眼视的可能[1, 2, 11-13]，也可以减少发生垂直性分离斜视的可能[14]，目前已基本达成共识。但关于最佳手术年龄，临床上仍存在争议。年龄越小，婴幼儿越不易配合检查，再次手术率高，部分抵消了早期手术的获益，而且早期手术矫正能否维持长期的正位仍然不清楚。不管是否采用手术矫正眼位，许多受累的儿童后期可能出现其他的眼球运动问题，如隐性眼球震颤、分离性斜视或下斜肌功能亢进[53, 54]。弱视[51]或眼球震颤[55]的存在与再次手术率的增加有关。在一项研究中，50% 的婴儿型内斜视术后复发是基于调节的基础，并与远视的程度相关[10]。至于更早期手术（6 个月之内）争议更大[16, 56]。

对于获得型内斜视，如果配戴眼镜和弱视治疗不足以恢复正位，应当施行手术矫正[57]。手术主要是矫正戴镜后的斜视度，手术矫正后，部分儿童仍需要配戴眼镜，有些还需要继续弱视治疗。如果主要目标仅仅是为了不再戴眼镜，临床上是不考虑施行手术的，因为远期有发生连续性外斜视的风险。手术前医生与患者和家长 / 监护人的主要目标必须达成一致。除了较大儿童的获得型有症状的偏斜，通常对于看远或看近时小于 12$^\triangle$的小角度偏斜不考虑手术。

许多婴儿型内斜视患者在早期手术矫正眼位后可以恢复部分双眼视和立体视觉[3, 58]，虽然达到精细立体视觉几乎没有[1, 2, 4]，但早期手术后的粗糙立体视觉可以帮助其维持较好的术后眼位。相反，及时手术矫正失代偿的调节性内斜视患者的眼位，可以改善立体视觉[57]。

（2）手术方式

【PPP 中描述】

当双眼的视力相等时，斜视的手术医师对于施行单侧或双侧手术没有形成共识，也没有高质量的证据支持一种方法优于另一种。

【解读】

双侧内直肌后徙术或单侧内直肌后徙联合外直肌缩短术是最常用的手术方式，对大角度内斜视，可能需要行三条或四条水平肌肉的手术[59]。对于婴儿型内斜视，双侧内直肌后徙术常作为首次手术方式，但当患者的双眼视力接近时，并没有证据支持双侧手术优于单侧手术。目前主要是根据术前诊断、看远和看近斜视角、技术的容易程度、解剖暴露程度、是否需要助手、有无瘢痕组织和其他因素如医师的经验等来选择某一种手术方式。

对于高 AC/A 型内斜视，双侧内直肌后徙术通常可以减少 AC/A [60]，通过减少看近的内斜度数降低对双焦点眼镜的需要 [35]。术前 AC/A 越高，术后恢复正常的调节性集合 [36] 和改善双眼视 [35] 的机会越大。根据看近斜视角进行三棱镜适应性训练 [61]，在正常 AC/A 手术量的基础上增加眼外肌后徙的手术量 [62]，或者采用后固定缝线 [38]，会增加获得满意的眼位及最终避免配戴双焦点眼镜的可能性。

对于一眼不可逆的弱视或明显视力下降的患者，大多数手术医师喜欢采用单侧或同侧手术（单条肌肉的后徙或后徙 / 缩短）。一些特殊的临床情况，如 V 型内斜视伴有下斜肌作用过强或零点位的眼球震颤伴有代偿面转，在双眼施行手术可能是更好的选择。

（3）手术量

【PPP 中描述】

手术量通常是根据患者在配戴全矫远视眼镜下最大的看远斜视角来施行的。

【解读】

关于手术量，目前尚无统一的标准。通常是根据患者在配戴全矫远视眼镜下最大的看远斜视角来施行，然而，一些手术医师采用最大的看近斜视角，也有一些手术医师根据最大的看远斜视角和最大的看近斜视角综合考虑来设计手术。关于本册提到有些手术医师即使对大角度偏斜，不管其程度，仍然采用两条肌肉的手术作为初次手术的选择，以便减少发生连续性外斜视的危险 [63]，我们并不推荐。虽然该术式减少了连续性外斜视的危险，但增加了再次手术的概率，而且该文献报道的大角度偏斜例数少，对临床的指导意义不大。手术技术如缝线在肌肉和巩膜上放置的方法，或者肌肉后徙或截断的测量方法也各不相同，目前没有高质量的证据来比较其优劣。

（4）调整缝线

【PPP 中描述】

调整缝线已经作为斜视手术的辅助方法来改善术后的眼位，特别是对于那些限制性疾病或需要再次手术的患者。

【解读】

调整缝线是为提高斜视手术成功率而设计的方法，通常是在局麻下进行，术前要准确评估患者能否耐受调整缝线，并告知患者可能的不适。主要应用于一些特殊的情况，比如再次手术、麻痹性斜视和限制性斜视等。调整缝线的使用是否可以达到更精准的眼位矫正，目前尚没有高质量的证据支持。先天性内斜视和获得型内斜视多为儿童，调整缝线在儿童中的应用仍有待于证明，因为 12 岁以下的儿童可能无法很好配合局麻下的调整[64]。我国五年制教材《眼科学》（第 8 版）[31]也指出少年儿童和婴幼儿斜视手术不适宜调整缝线。

（5）围手术期处理

1）术前处理

【PPP 中描述】

一旦决定进行斜视手术，与患者或家长 / 监护人的术前谈话应该包括务实地讨论手术的目标、手术潜在的益处、手术和麻醉的风险。

【解读】

施行手术前，患者或家长 / 监护人和眼科医师应就手术的目标达成一致。手术潜在的益处、手术和麻醉的风险、手术后可能出现的并发症也应详细告知，以取得患者或家长 / 监护人的理解和配合。本册强调，如果患者存在任何可能影响手术的明显的全身危险因素，必须请全科医师或专科医师或麻醉科进行麻醉前评估。可以使用一些方法减轻术前的焦虑，特别是对年幼的儿童，比如让患者和家庭参观手术设备和观看手术的宣教片等。

2）术后处理

【PPP 中描述】

术后早期需要解决疼痛和恶心的处理、日常饮食和抗生素预防。

【解读】

本册强调术后早期的规范处理，主要包括以下几个方面：①疼痛和恶心的处理：轻度的疼痛和恶心无须处理。儿童疼痛处理通常仅限于非麻醉性镇痛药。尽量避免在儿童中使用麻醉药，因为存在恶心、呕吐和脱水的风险。止吐药，如奥坦西隆，可以术后使用来控制恶心。②日常饮食：饮食在术后最初 24 小时缓慢增加，宜清淡。③抗生素预防：斜视术后用药的最佳方案尚无统一标准，许多手术医师在术后第一周使用抗生素和糖皮质激素或其复合制剂，但其在减少术后感染风险中的作用有待证实。④并发症预防和早期发现：手术医师有义务告知患者手术过程是否顺利，以及术后可能出现的并发症的症状和体征，特别是眶蜂窝织炎和肌肉的滑脱或丢失。一旦发现与并发症相关的症状和体征，应立即通知眼科医师或就诊。

6. 肉毒杆菌毒素的注射

（1）适应证

【PPP中描述】

肉毒杆菌毒素的注射在一些选择性患者中可以作为传统眼外肌手术的替代治疗方法，但它在治疗婴儿型内斜视中的价值尚未确立。

【解读】

肉毒杆菌毒素可以通过药物性阻断神经肌肉接头处乙酰胆碱的释放，诱导暂时性肌力减弱。利用肉毒杆菌毒素的化学去神经支配作用，将其注射于一条或多条眼外肌，使肌肉暂时性麻痹，能够达到减小或消除斜视的效果，一般注射后 3～5 天起效，维持 8～12 周。肉毒杆菌毒素的注射在一些成人斜视中，如展神经麻痹，可以作为传统眼外肌手术的替代治疗方法[65]，但在儿童中的应用争议颇多。

对于婴儿型内斜视，一次肉毒杆菌毒素的注射平均改变 $30^{\triangle}$。肉毒杆菌毒素的注射在中等度数的内斜视患者中的成功率高于大角度的内斜视患者；存在双眼视患者的成功率高于没有双眼视的患者。肉毒杆菌毒素的注射和眼外肌手术对中等度数内斜视的作用相当；对大角度内斜视，眼外肌手术的成功率更高；对需要再手术的内斜视患者，如果治疗在手术后 6 个月内进行，肉毒杆菌毒素的注射和眼外肌手术的作用相当。关于恢复眼位和双眼视方面，肉毒杆菌毒素的注射在儿童中长期恢复眼位的作用机制尚不清楚，可能其主要的作用来自于直接拮抗肌的收缩、联合运动和知觉的适应以恢复一定的双眼视。基于其操作简单和麻醉无须插管，对中等程度的婴儿型内斜视（ $\leqslant 35^{\triangle}$ ）和需要再手术的内斜视，肉毒杆菌毒素的注射可以作为一个相对安全的方法来替代眼外肌手术[16, 66-68]。

（2）并发症

【PPP中描述】

肉毒杆菌毒素的注射在儿童中的应用仍需慎重。

【解读】

肉毒杆菌毒素注射的并发症包括：①药物的副作用：医源性上睑下垂和垂直斜视在儿童中的发生率更高，儿童正处于弱视发生的高危阶段，一旦出现，则发生弱视的危险将会增加；②需要多次注射：特别是术前斜视角较大时，虽然无须插管麻醉，但麻醉的风险更多见于诱导和出现时，多次麻醉增加了其风险；③注射的风险：主要来自于针的损伤或毒素的泄漏，严重并发症如眼球穿孔尚未见报道[69]。另外，对视觉系统迅速发育的婴儿来说，延迟恢复双眼眼位不利于双眼视的发育。因此，本册特别强调，肉毒杆菌毒素的注射在儿童中的应用仍需慎重。

### 7. 其他药物

【PPP 中描述】

对于内斜视，长期使用碘磷灵不如镜片矫正令人满意。

【解读】

胆碱酯酶抑制剂，如碘磷灵（碘依可酯），可以通过刺激睫状肌收缩（瞳孔也会缩小）来减弱调节和集合，在内斜视的治疗中有一定的效果。但它有发生全身不良副作用的危险，如腹泻、哮喘和（或）唾液和汗液分泌增多，以及增加全身麻醉时应用某些药物（如氯化琥珀酰胆碱）的危险[69]。可能的眼部不良反应包括白内障、视网膜脱离和虹膜囊肿。由于虹膜囊肿可能会侵入视轴区，一些眼科医师给予 2.5% 去氧肾上腺素滴眼液，每日 2 次，与胆碱酯酶抑制剂同时应用来减少形成虹膜囊肿的危险[70-72]。我国五年制教材《眼科学》（第 8 版）[31]指出点缩瞳剂可以形成药物性近视，减弱中枢性调节，对矫正高 AC/A 型内斜视有效。由于手术对高 AC/A 型内斜视的成功矫正，以及药物的全身和眼部的不良反应，临床上不推荐长期使用这种药物。

## 三、随访评估与预防

（一）医疗提供者

【PPP 中描述】

手术医师对患者的整个诊疗过程负有最终责任。

【解读】

本册强调责任制和团队制。经过训练并具有临床判断和经验的眼科医师负责对结果的解释、斜视的诊断和处置，包括手术矫正和随访。手术医师最终负责患者的术前评估和术后处理，从决定手术开始到根据患者的病情稳定程度完成术后处理结束。某些眼部检查和处理，包括基本的眼部检查，可以委托给受过适当培训并在上级医师监督下的辅助人员完成[73]。伦理上，术后处理的责任也可以委托给另一个非手术医师，可以作为联合处理的部分或在合适的情况下转移护理[74-76]。眼科医师应在适当的时候与患者及其家长 / 监护人进行讨论。眼科医师应当解释病情，取得患者和其家长 / 监护人对治疗的合作。患者和其家长 / 监护人了解疾病的诊断和治疗的依据后，能够更好

地遵从治疗的建议 [77, 78]。

（二）随访评估

【PPP 中描述】

即使在初始治疗时获得良好眼位，但由于儿童仍然处于发生弱视、丧失双眼视和斜视复发的高度危险之中，因此随访是必要的。

【解读】

儿童内斜视的治疗是一个长期的问题，需要患者和（或）家长 / 监护人和眼科医师共同承担义务。积极宣教和定期随访对于早期发现问题、及时调整治疗方案与获得良好的运动和知觉结果具有重要意义。

1. 随访频率　眼位良好和没有弱视的儿童可以 4 ~ 6 个月随访一次。随着儿童发育成熟，随访的频率可以减少 [79]。出现新的或不同的状况可能需要更经常的随访检查。合并单眼弱视的儿童，因遮盖治疗有产生遮盖性弱视的危险，随访时间需根据年龄确定，年龄越小，随访间隔时间越短。一般建议每 3 个月随访一次，重度弱视建议每月随访。由于弱视治疗易反复，双眼视力平衡后，要逐步减少遮盖时间和慢慢停止遮盖治疗，维持治疗半年以上，以使疗效巩固。

2. 随访内容　包括视力、眼位和屈光状态。在内斜视的儿童中，至少每年评估远视度数一次，如果视力下降或内斜视程度增加，则需要更经常的评估。根据屈光变化决定是否调换眼镜，调换眼镜时应满足视力和眼位正常。如戴镜后有轻度外斜，应减小球镜，以戴镜后正位或内隐斜为好。如果内斜视似乎是调节性引起的，但目前的眼镜却不能控制，在做出有非调节性成分的结论之前应当进行重复的睫状肌麻痹下屈光检查。在一些患者中，规律地配戴眼镜后可能记录到更高的远视。关于重复睫状肌麻痹下屈光检查的指征详见屈光不正的矫正部分。复发的内斜视或连续性外斜视对眼镜、遮盖或药物治疗都没有反应，如果斜视的程度足够大，可以建议再次斜视手术。

（三）预防

【PPP 中描述】

早期发现和及早处理斜视和潜在导致弱视的因素可以改善长期的视觉和感觉运动结果。

【解读】

对于内斜视的儿童，给予远视眼镜的阈值要低于没有内斜视的儿童，参考小儿眼病评估 PPP 中第 Ⅱ 部分眼部检查中的婴儿和幼儿屈光矫正指南（表 4-1）[25]。调节性内斜视可以通过屈光矫正来改善和矫正斜视，减少弱视发生的危险。先天性内斜视通常没有屈光不正。对先天性内斜视和戴镜后仍无法恢复正位的获得型内斜视，早期手术矫正可以减少弱视的发生和改善双眼视功能。

表4-1 婴儿和幼儿屈光矫正指南

| 状态 | 屈光不正度数（屈光度，D） | | | |
| --- | --- | --- | --- | --- |
| | 年龄 <1 岁 | 年龄 1~2 岁 | 年龄 2~3 岁 | 年龄 3~4 岁 |
| 屈光度等同 | | | | |
| （双眼屈光不正度数相近） | | | | |
| 近视 | 5.00 或以上 | 4.00 或以上 | 3.00 或以上 | 2.50 或以上 |
| 远视（无明显偏斜） | 6.00 或以上 | 5.00 或以上 | 4.50 或以上 | 3.50 或以上 |
| 远视伴内斜视 | 2.00 或以上 | 2.00 或以上 | 1.50 或以上 | 1.50 或以上 |
| 散光 | 3.00 或以上 | 2.50 或以上 | 2.00 或以上 | 1.50 或以上 |
| 屈光参差（无斜视）* | | | | |
| 近视 | 4.00 或以上 | 3.00 或以上 | 3.00 或以上 | 2.50 或以上 |
| 远视 | 2.50 或以上 | 2.00 或以上 | 1.50 或以上 | 1.50 或以上 |
| 散光 | 2.50 或以上 | 2.00 或以上 | 2.00 或以上 | 1.50 或以上 |

注：这些数值是根据共识产生的，仅以专业经验和临床印象为依据，因为目前尚无严格的科学的出版数据作为指导。目前尚无精确的数值，而且也可能因年龄组不同而异；此处数据仅作为一般的指南，应当根据每个儿童的具体情况进行调整。没有大龄儿童的特别指南，因为需要根据屈光不正的严重度、视力和视觉症状来决定是否屈光矫正。

\* 如果儿童有斜视，矫正屈光参差的阈值应当更低。这些数值代表需要迅速屈光矫正的双眼之间屈光不正程度的最小差别。

对于没有内斜视的儿童，目前还没有建立需要治疗的远视的阈值，参考我国儿童屈光矫正专家共识中远视婴幼儿建议配镜列表（表4-2）[30]。高度远视和屈光参差都是弱视的高危因素，对于远视患者，屈光参差更是发生调节性内斜视的危险因素[80]。积极矫正远视和屈光参差可以减少发生调节性内斜视和（或）弱视的危险[81-83]。

表4-2 远视婴幼儿建议配镜列表

| 屈光度，D | 年龄 <1 岁 | 年龄 1~2 岁 | 年龄 2~3 岁 |
| --- | --- | --- | --- |
| 高度远视 | | | |
| 屈光参差 <2.50D | ≥+6.00D | ≥+5.00D | ≥+4.50D |
| 屈光参差 ≥2.50D | ≥+2.50D | ≥+2.00D | ≥+1.50D |

（姚 静 赵 晨）

# 参考文献

1. Ing MR. Early surgical alignment for congenital esotropia. *Ophthalmology*. 1983, 90(2): 132-135.

2. Bateman JB, Parks MM, Wheeler N. Discriminant analysis of congenital esotropia surgery. *Predictor variables for short- and long-term outcomes. Ophthalmology*, 1983, 90(10): 1146-1153.

3. Rogers GL, Bremer DL, Leguire LE, et al. Clinical assessment of visual function in the young child: a prospective study of binocular vision. *J Pediatr Ophthalmol Strabismus*. 1986, 23(5): 233-235.

4. von Noorden GK. A reassessment of infantile esotropia. XLIV Edward Jackson memorial lecture. *Am J Ophthalmol*, 1988, 105(1): 1-10.

5. Rogers GL, Chazan S, Fellows R, et al. Strabismus surgery and its effect upon infant development in congenital esotropia. *Ophthalmology*, 1982, 89(5): 479-483.

6. Kushner BJ. Binocular field expansion in adults after surgery for esotropia. *Arch Ophthalmol*, 1994, 112(5): 639-643.

7. Tolchin JG, Lederman ME. Congenital (infantile)esotropia: psychiatric aspects. *J Pediatr Ophthalmol Strabismus*, 1978, 15(3): 160-163.

8. Satterfield D, Keltner JL, Morrison TL. Psychosocial aspects of strabismus study. *Arch Ophthalmol*, 1993, 111(8): 1100-1105.

9. Arthur BW, Smith JT, Scott WE. Long-term stability of alignment in the monofixation syndrome. *J Pediatr Ophthalmol Strabismus*, 1989, 26(5): 224-231.

10. Birch EE, Fawcett S, Stager DR. Why does early surgical alignment improve stereoacuity outcomes in infantile esotropia? *J AAPOS*, 2000, 4(1): 10-14.

11. Birch EE, Stager DR, Everett ME. Random dot stereoacuity following surgical correction of infantile esotropia. *J Pediatr Ophthalmol Strabismus*, 1995, 32(4): 231-235.

12. Ing MR. Outcome study of surgical alignment before six months of age for congenital esotropia. *Ophthalmology*, 1995, 102(12): 2041-2045.

13. Birch EE, Stager DR, Sr. Long term motor and sensory outcomes after early surgery for infantile esotropia. *J AAPOS*, 2006, 10(5): 409-413.

14. Shin H, Paik HJ. Factors influencing the development and severity of dissociated vertical deviation in patients with infantile esotropia. *J AAPOS*, 2014, 18(4): 357-361.

15. Berk AT, Kocak N, Ellidokuz H. Treatment outcomes in refractive accommodative esotropia. *J AAPOS*, 2004, 8(4): 384-388.

16. Hug D. Management of infantile esotropia. *Curr Opin Ophthalmol*. 2015, 26(5): 371-374.

17. Johns HA, Manny RE, Fern KD, et al. The effect of strabismus on a young child's selection of a playmate. *Ophthalmic Physiol Opt*, 2005, 25(5): 400-407.

18. Uretmen O, Egrilmez S, Kose S, et al. Negative social bias against children with strabismus. *Acta Ophthalmol Scand*, 2003, 81(2): 138-142.

19. Sabri K, Knapp CM, Thompson JR, et al. The VF-14 and psychological impact of amblyopia and strabismus. *Invest Ophthalmol is Sci*, 2006, 47(10): 4386-4392.

20. Mojon-Azzi SM, Kunz A, Mojon DS. Strabismus and discrimination in children: are children with strabismus invited to fewer birthday parties? *Br J Ophthalmol*, 2011, 95(4): 473-476.

21. Paysse EA, Steele EA, McCreery KM, et al. Age of the emergence of negative attitudes toward strabismus. *J AAPOS*, 2001, 5(6): 361-366.

22. Wen G, McKean-Cowdin R, Varma R, et al. General health-related quality of life in preschool children with strabismus or amblyopia. *Ophthalmology*, 2011, 118(3): 574-580.

23. Burke JP, Leach CM, Davis H. Psychosocial implications of strabismus surgery in adults. *J Pediatr Ophthalmol Strabismus*, 1997, 34(3): 159-164.

24. Coats DK, Paysse EA, Towler AJ, et al. Impact of large angle horizontal strabismus on ability to obtain employment. *Ophthalmology*, 2000, 107(2): 402-405.

25. American Academy of Ophthalmology Pediatric Ophthalmology Strabismus Panel. Preferred Practice Pattern®. *Pediatric Eye Evaluations*. San Francisco, CA: American Academy of Ophthalmology, 2017.

26. Pediatric Eye Disease Investigator Group. Spontaneous resolution of early-onset esotropia: experience of the Congenital Esotropia Observational Study. *Am J Ophthalmol*, 2002, 133(1): 109-118.

27. Coats DK, Avilla CW, Paysse EA, et al. Early-onset refractive accommodative esotropia. *J AAPOS*, 1998, 2(5): 275-278.

28. Mohney BG, Lilley CC, Green-Simms AE, et al. The long-term follow-up of accommodative esotropia in a population-based cohort of children. *Ophthalmology,* 2011, 118(3): 581-585.

29. Rosenbaum AL, Bateman JB, Bremer DL, et al. Cycloplegic refraction in esotropic children. Cyclopentolate versus atropine. *Ophthalmology*, 1981, 88(10): 1031-1034.

30. 中华医学会眼科学分会眼视光学组. 儿童屈光矫正专家共识（2017 年）. 中华眼视光学与视觉科学杂志, 2017, 19(12): 705-710.

31. 赵堪兴, 杨培增. 眼科学. 第 8 版. 北京：人民卫生出版社，2013.

32. Ludwig IH, Parks MM, Getson PR. Long-term results of bifocal therapy for accommodative esotropia. *J Pediatr Ophthalmol Strabismus*, 1989, 26(6): 264-270.

33. Whitman MC, MacNeill K, Hunter DG. Bifocals fail to improve stereopsis outcomes in high AC/A accommodative esotropia. *Ophthalmology*, 2016, 123(4): 690-696.

34. Gerling A, Arnoldi K. Single-vision lenses: a comparison of management of high AC/A esotropia and refractive esotropia. *Strabismus*, 2013, 21(2): 106-109.

35. Arnoldi KA, Tychsen L. Surgery for esotropia with a high accommodative convergence/accommodation ratio: effects on accommodative vergence and binocularity. *Ophthalmic Surg Lasers*, 1996, 27(5): 342-348.

36. Bateman JB, Parks MM. Clinical and computer-assisted analyses of preoperative and

postoperative accommodative convergence and accommodation relationships. *Ophthalmology*. 1981, 88(10): 1024-1030.

37. Lueder GT, Norman AA. Strabismus surgery for elimination of bifocals in accommodative esotropia. *Am J Ophthalmol*, 2006, 142(4): 632-635.

38. Millicent M, Peterseim W, Buckley EG. Medial rectus faden operation for esotropia only at near fixation. *J AAPOS*, 1997, 1(3): 129-133.

39. Zak TA. Results of large single medial rectus recession. *J Pediatr Ophthalmol Strabismus*, 1986, 23(1): 17-21.

40. Smith JB. Progressive-addition lenses in the treatment of accommodative esotropia. *Am J Ophthalmol*, 1985, 99(1): 56-62.

41. Hatt SR, Gnanaraj L. Interventions for intermittent exotropia. Cochrane Database *Syst Rev*, 2013, (5): CD003737.

42. Lee EK, Hwang JM. Prismatic correction of consecutive esotropia in children after a unilateral recession and resection procedure. *Ophthalmology*, 2013, 120(3): 504-511.

43. Lee EK, Yang HK, Hwang JM. Long-term outcome of prismatic correction in children with consecutive esotropia after bilateral lateral rectus recession. *Br J Ophthalmol,* 2015, 99(3): 342-345.

44. Gunton KB, Brown A. Prism use in adult diplopia. *Curr Opin Ophthalmol,* 2012, 23(5): 400-404.

45. Tamhankar MA, Ying GS, Volpe NJ. Success of prisms in the management of diplopia due to fourth nerve palsy. *J Neuroophthalmol,* 2011, 31(3): 206-209.

46. Repka MX, Connett JE, Scott WE. The one-year surgical outcome after prism adaptation for the management of acquired esotropia. *Ophthalmology*, 1996, 103(6): 922-928.

47. Prism Adaptation Study Research Group. Efficacy of prism adaptation in the surgical management of acquired esotropia. *Arch Ophthalmol*, 1990, 108(9): 1248-1256.

48. 中华医学会眼科学分会斜视与小儿眼科学组. 弱视诊断专家共识（2011 年）. 中华眼科杂志, 2011, 47(8): 768.

49. Koc F, Ozal H, Yasar H, et al. Resolution in partially accomodative esotropia during occlusion treatment for amblyopia. *Eye*, 2006, 20(3): 325-328.

50. Birch EE, Stager DR, Sr., Berry P, et al. Stereopsis and long-term stability of alignment in esotropia. *J AAPOS*, 2004, 8(2): 146-150.

51. Weakley DR, Jr., Holland DR. Effect of ongoing treatment of amblyopia on surgical outcome in esotropia. *J Pediatr Ophthalmol Strabismus*, 1997, 34(5): 275-278.

52. Lam GC, Repka MX, Guyton DL. Timing of amblyopia therapy relative to strabismus surgery. *Ophthalmology*, 1993, 100(12): 1751-1756.

53. Helveston EM, Neely DF, Stidham DB, et al. Results of early alignment of congenital esotropia. *Ophthalmology*, 1999, 106(9): 1716-1726.

54. Wilson ME, Parks MM. Primary inferior oblique overaction in congenital esotropia, accommodative esotropia, and intermittent exotropia. *Ophthalmology*, 1989, 96(7): 950-955, discussion 956-957.

55. Sprunger DT, Wasserman BN, Stidham DB. The relationship between nystagmus and surgical outcome in congenital esotropia. *J AAPOS*, 2000, 4(1): 21-24.

56. Elliott S, Shafiq A. Interventions for infantile esotropia. *Cochrane Database Syst Rev*, 2013, (7): CD004917.

57. Bateman JB, Parks MM, Wheeler N. Discriminant analysis of acquired esotropia surgery. Predictor variables for short- and long-term outcomes. *Ophthalmology*, 1983, 90(10): 1154-1159.

58. Archer SM, Helveston EM, Miller KK, et al. Stereopsis in normal infants and infants with congenital esotropia. *Am J Ophthalmol*, 1986, 101(5): 591-596.

59. Lee DA, Dyer JA. Bilateral medial rectus muscle recession and lateral rectus muscle resection in the treatment of congenital esotropia. *Am J Ophthalmol*, 1983, 95(4): 528-535.

60. Archer SM. The effect of medial versus lateral rectus muscle surgery on distance-near incomitance. *J AAPOS*, 2009, 13(1): 20-26.

61. Kutschke PJ, Scott WE, Stewart SA. Prism adaptation for esotropia with a distance-near disparity. *J Pediatr Ophthalmol Strabismus*, 1992, 29(1): 12-15.

62. Kushner BJ, Preslan MW, Morton GV. Treatment of partly accommodative esotropia with a high accommodative convergence-accommodation ratio. *Arch Ophthalmol*, 1987, 105(6): 815-818.

63. Vroman DT, Hutchinson AK, Saunders RA, et al. Two-muscle surgery for congenital esotropia: rate of reoperation in patients with small versus large angles of deviation. *J AAPOS*, 2000, 4(5): 267-270.

64. Haridas A, Sundaram V. Adjustable versus non-adjustable sutures for strabismus. *Cochrane Database Syst Rev*, 2013, (7): CD004240.

65. Tejedor J, Rodriguez JM. Retreatment of children after surgery for acquired esotropia: reoperation versus botulinum injection. *Br J Ophthalmol*, 1998, 82(2): 110-114.

66. Rowe FJ, Noonan CP. Botulinum toxin for the treatment of strabismus. *Cochrane Database Syst Rev*, 2017, (3): CD006499.

67. Issaho DC, Carvalho FRS, Tabuse MKU, et al. The Use of Botulinum Toxin to Treat Infantile Esotropia: A Systematic Review with Meta-Analysis. *Invest Ophthalmol Vis Sci*, 2017, 58(12): 5468-5476.

68. McNeer KW, Tucker MG, Spencer RF. Management of essential infantile esotropia with botulinum toxin A: review and recommendations. *J Pediatr Ophthalmol Strabismus*, 2000, 37(2): 63-67, quiz 101-102.

69. Palmer EA. Drug toxicity in pediatric ophthalmology. *J Toxicol Cut & Ocular Toxicol*, 1982, 1: 181-210.

70. Axelsson U. Glaucoma, miotic therapy and cataract. I. The frequency of anterior subcapsular vacuoles in glaucoma eyes treated with echothiophate (Phospholine Iodide), pilocarpine or pilocarpine-eserine, and in nonglaucomatous untreated eyes with common senile cataract. *Acta Ophthalmol (Copenh)*, 1968, 46(1): 83-98.

71. Kraushar MF, Steinberg JA. Miotics and retinal detachment: upgrading the community

standard. *Surv Ophthalmol*, 1991, 35(4): 311-316.

72. Axelsson U, Nyman KG. Side effects from use of long-acting cholinesterase inhibitors in young persons. *Acta Ophthalmol (Copenh)*, 1970, 48(3): 396-400.

73. American Academy of Ophthalmology. Code of Ethics. B. Rules of ethics, #7. Delegation of services, 2016.

74. Comprehensive Guidelines for the Co-Management of Ophthalmic Postoperative Care. San Francisco, CA: American Academy of Ophthalmology, 2017.

75. American Academy of Ophthalmology. Policy Statement. Preoperative Assessment: Responsibilities of the Ophthalmologist. San Francisco, CA: American Academy of Ophthalmology, 2012.

76. American Academy of Ophthalmology. Policy Statement. An Ophthalmologist's Duties Concerning Postoperative Care. San Francisco, CA: American Academy of Ophthalmology, 2012.

77. Newsham D. A randomised controlled trial of written information: the effect on parental non-concordance with occlusion therapy. *Br J Ophthalmol*, 2002, 86(7): 787-791.

78. Norman P, Searle A, Harrad R, et al. Predicting adherence to eye patching in children with amblyopia: an application of protection motivation theory. Br J Health Psychol, 2003, 8(Pt 1): 67-82.

79. Pediatric Eye Disease Investigator Group. Randomized trial of treatment of amblyopia in children aged 7 to 17 years. *Arch Ophthalmol*, 2005, 123(4): 437-447.

80. Birch EE, Fawcett SL, Morale SE, et al. Risk factors for accommodative esotropia among hypermetropic children. *Invest Ophthalmol is Sci*, 2005, 46(2): 526-529.

81. Edelman PM, Borchert MS. Visual outcome in high hypermetropia. *J AAPOS*, 1997, 1(3): 147-150.

82. Colburn JD, Morrison DG, Estes RL, et al. Longitudinal follow-up of hypermetropic children identified during preschool vision screening. *J AAPOS*, 2010, 14(3): 211-215.

83. Jones-Jordan L, Wang X, Scherer RW, et al. Spectacle correction versus no spectacles for prevention of strabismus in hyperopic children. *Cochrane Database Syst Rev*, 2014, (8): CD007738.

## 第三节　内斜视各论

## 一、婴儿型内斜视

1．发病年龄

【PPP 中描述】

婴儿型内斜视在 6 个月以内发病。生后头 3 个月发生间歇性内斜视是常见的，并不一定会发展为恒定性斜视。

【解读】

婴儿型内斜视是在出生后 6 个月内发病，但是很少有出生即是内斜视的婴儿。一项对 3324 例婴幼儿的回顾性研究发现，有 3 例患儿在之后被诊断为婴儿型内斜视，但这 3 例患儿刚出生时眼位是正位或者外斜位[1, 2]。婴儿出生后眼球运动不稳定，适当的眼位评定需要在出生后 3 个月斜视角度趋于稳定后进行[3]。而如果患儿就诊时已经过了 6 月龄，发病时间往往靠家长回忆，但并不一定可靠，需要眼科医生综合判断，这对于手术时机的选择和预后的判断至关重要。

2．屈光状态

【PPP 中描述】

病因为非调节性或部分调节性。

【解读】

婴儿型内斜视患儿与同龄正常儿童的睫状肌麻痹后屈光度相似，斜视度与屈光度之间没有关系。与调节性内斜视患儿的远视度数差异明显，改变屈光状态对于内斜视的矫正效果极小。Burian[4] 提出伴有高度远视的婴儿型内斜视随着时间推移斜视角度会减少，即有部分调节的因素存在。一般认为，婴儿型内斜视属于非调节性内斜视，但是 6 个月内发生的内斜视也有调节性的因素，也有高 AC/A 的因素，因此睫状肌麻痹下屈光状态的检查是必要的。通常 2 岁及以下的内斜视儿童≥+2.00D 给予配镜，2 岁以上的内斜视儿童≥+1.50D 给予配镜。但国内斜视专家普遍建议，对于内斜视的儿童，即使是更低度数的远视（＜+1.50D），也应该根据睫状肌麻痹后的屈光不正结果给予全矫处方。同时配镜也可以帮助鉴别内斜视的调节成分。婴儿型内斜视往往需要手术矫正，但是如果术前发现患者存在远视，应先矫正屈光不正，待双眼视力接近平衡后（可交替注视）再行手术矫正。术后如果存在残余性内斜视，也可以通过足矫远视的办法来治疗，继续观察，必要时再考虑手术。

3．斜视角稳定

【PPP 中描述】

婴儿型内斜视的特征包括恒定的斜视角，可以随着年龄增大而增加。

【解读】

有研究报道婴儿型内斜视中斜视度平均为 30 ~ 70[△5, 6]。大部分婴儿难以配合完成三棱镜交替遮盖试验，所以往往都是利用 Krimsky 法，即利用两个底朝外的三棱镜放置于双眼前，然后利用角膜映光点调整到瞳孔中央为止。

婴儿型内斜视斜视度较稳定，但也有报道婴儿型内斜视能自愈[7]。

4．交替性注视

【PPP 中描述】

婴儿型内斜视的特征包括常有交替性注视，并且注视眼处于内转位。

【解读】

婴儿型内斜视双眼交替性注视很常见，所以双眼的视力较接近。但也有后期出现单眼弱视，发生概率为 35%～48%[8,9]。婴幼儿无法表达视力，目前还没有可靠方法能精确检测视力，只能通过一些行为学方法，也可用选择性观看、视动性眼震或视觉诱发电位推测。远视≥5.00D、散光≥2.00D；两眼球镜相差≥1.50D，柱镜相差≥1.00D 是弱视的高危因素。研究表明，如果患儿存在优先注视眼，几个月后即会产生弱视[10,11]。如有弱视需先积极治疗，待患儿可交替注视之后，择期手术矫正斜视。早期严格的弱视治疗是一项重要的辅助治疗，要注意防止儿童偷看，影响治疗效果。阿托品压抑疗法对于轻中度弱视患者有效，但对于重度弱视患者效果一般[12]。一旦证实患儿可以改变注视眼，即可认为其没有弱视，但是继续监测仍然很重要。

5．异常的双眼视觉功能

【PPP 中描述】

婴儿型内斜视的特征包括异常的双眼视觉功能。

【解读】

对于婴儿型内斜视的病因存在一定的争议，Worth 认为，婴儿型内斜视是由大脑融合中枢缺陷引起的，所以无法通过治疗恢复双眼视觉功能，大量研究支持这一观点[13,14]。Chavasse 认为，婴儿型内斜视是由机械性障碍引起，如果早期完全矫正内斜视，则可以建立正常双眼视觉功能，同样也有一些研究支持这一理论[15,16]。婴儿型内斜视的发病机制尚不明确，有学者提出将婴儿型内斜视分为两型，一型是 Worth 型，即使早期手术也无法恢复立体视觉；第二型是 Chavasse 型，即使手术较晚，也能恢复一定立体视觉。

6．眼球运动

【PPP 中描述】

三棱镜遮盖试验和三棱镜交替遮盖试验是婴儿型内斜视重要的检查手段。

【解读】

如果一只眼弱视，弱视眼往往处于内斜位，外展功能不足明显，需与展神经麻痹鉴别。患儿配合度差，加之眼球长期处于内斜位，在检查时外展功能很难显示出来，可以通过以下方法帮助鉴别：①单眼运动：遮住一眼，观察另一眼的眼球运动情况，如果外展功能不足的话，单眼运动也是受限的，如果外展功能正常，则遮住一眼后，眼球外转到位；②侧方注视：向一侧注视时斜视度变大，要当心展神经麻痹；③娃娃头试验：将患儿的头忽然转向主斜眼的对侧，如果假性外展功能不足的话，眼球能充分外转。

7. 合并斜肌功能不良

【PPP 中描述】

在诊断时可能没有出现的特征包括下斜肌功能亢进和垂直分离性斜视。

【解读】

婴儿型内斜视常伴有垂直性斜视，最常见的病因是下斜肌功能亢进，Wilson 等 [17] 发现婴儿型内斜视合并下斜肌功能亢进的发病率高达 72% 以上，平均发病年龄为 3.6 岁。下斜肌功能亢进表现为受累眼向鼻侧转动时产生眼位上移，下斜肌功能亢进与垂直分离性斜视常同时发生，Hiles 等 [6] 发现两者并发率达到 59%。合并下斜肌功能亢进者的手术治疗，可选择下斜肌后徙、断腱、去神经等方法减弱。Scott 等 [18] 提出了一种下斜肌前徙术，将下斜肌止端移至下直肌止端的颞侧，因为新的附着点更靠近起点，故抗上转的效果更强。Mims 等 [19] 发现下斜肌前徙术较常规后徙术更有效，61 例患者仅有 1 例需要二次手术治疗垂直分离性斜视，故其推测下斜肌前徙术有利于降低垂直分离性斜视的二次手术率。Bacal 等 [20] 也发现下斜肌前徙术对于垂直分离性斜视和下斜肌亢进均有较好疗效。

8. 合并垂直分离性斜视

【PPP 中描述】

在诊断时可能没有出现的特征包括垂直分离性斜视。

【解读】

单眼垂直分离性斜视的患者患眼上斜视，另一眼注视目标，当患眼注视目标时，另一眼不出现相应度数的下斜。双眼垂直分离性斜视交替遮盖时，两眼交替向上偏斜，被遮盖眼上转、外旋，去遮盖后该眼下转、内旋，恢复原位。临床上以双眼垂直分离性斜视多见，双眼的垂直偏斜度不等。Bielschowsky 现象是垂直分离性斜视的另一个特征，加大放置于固视眼前遮盖物的密度，被遮盖眼可特征性地出现由下至上的运动 [21]。婴儿型内斜视合并垂直分离性斜视发病率在 46% 以上，Hiles 等 [6] 报道其发病率为 76%，发病年龄为 2 岁左右，Neely 等 [22] 报道 6 岁时其发病率为 92%。因此，垂直分离性斜视和时间相关，与之前的手术效果无直接关系。合并垂直分离性斜视者，可选择上直肌后徙术、上直肌后徙联合后固定术以及下直肌缩短术。当垂直分离性斜视和下斜肌功能亢进合并存在时，推荐下斜肌"J"前徙术。

9. 合并眼球震颤

【PPP 中描述】

在诊断时可能没有出现的特征包括隐性眼球震颤。

【解读】

婴儿型内斜视常伴有眼球震颤，其中隐形眼球震颤较常见，发病率在 10% ~ 50% 不等[23, 24]。通过遮盖一眼，隐形眼球震颤绝大多数是水平跳动性眼球震颤，这类患者常伴有头位，向某一方向注视时，眼球震颤减轻，同时视力有所提升。还有一种是旋转性眼球震颤，Hiles 等[6]报道 30% 的旋转性眼球震颤者的父母有婴儿型内斜视，并且震颤在 10 岁前减轻，但这类眼球震颤较少见。

## 二、获得型内斜视

1. 调节性内斜视

（1）屈光调节性内斜视的临床特征

1）发病年龄

【PPP 中描述】

典型的病例发生于 1 岁至 8 岁之间，平均发病年龄约为 2 岁。调节性内斜视可以发生在婴儿期，也可以在婴儿型内斜视手术矫正后再次出现。

【解读】

调节性内斜视定义为后天发病，常发生于 2 ~ 3 岁，1 岁或更小的患儿偶可出现调节性内斜视的所有特征，说明调节性因素在出生后几个月就能起到一定作用，4 月龄婴儿的调节功能就能达到成人水平，因此调节性内斜视的发病年龄有可能比我们以往的观念还要早。Baker 等[25]观察了 21 例在 1 岁前发生调节性内斜视的患儿，通过矫正屈光不正，眼位恢复正常，但有 50% 的患儿两年后仍变成了非调节性内斜视，最终通过手术矫正。早期发病的调节性内斜视与婴儿型内斜视有很多相似之处，因此不能仅以发病年龄来区分这两类疾病，还是要结合屈光状态、斜视度、注视特征等综合判断。

2）屈光状态

【PPP 中描述】

调节性内斜视的特征包括常有与远视相关联的调节性成分。

【解读】

调节性内斜视的屈光度在 +3.00D ~ +10.00D，平均屈光度为 +4.75D[26]。首次验光结果具有重要意义，必须阿托品睫状肌麻痹验光，初次配戴全屈光处方眼镜矫正，并且可以在瞳孔尚未缩小时早期配戴，儿童更易接受。戴镜后 2 ~ 3 个月重复散瞳验光，如有发现未充分矫正的远视给予足矫，以消除过强的调节，使得调节性集合慢慢消失，改善眼位。此类斜视不适于手术矫正，一般每年重新验光一次，根据屈光变化决定是否调换眼镜，需要时也可以提前验光。调换眼镜时应满足视力和眼位正常。如戴镜后有轻度外斜，则应减小球镜，以戴镜后正位或内隐斜为好。

3）斜视度与双眼视功能

【PPP 中描述】

调节性内斜视的特征包括在斜视发生时双眼视功能可以是正常的。

【解读】

调节性内斜视斜视度不稳定，可表现为间歇性。斜视度一般 5° ~ 30° 之间。一般患儿矫正远视性屈光不正后，1 ~ 3 个月逐渐恢复正常眼位。有学者观察发现，1 月内恢复正位者达到 33% ~ 46%，2 ~ 3 个月恢复正位者达到 35% ~ 40%，3 个月以上达到正位者占 14% ~ 32%[27]。但是有部分患者多年后从调节性内斜视变为部分调节性内斜视，称为完全调节性内斜视失代偿，这种情况发生率在 10% ~ 17%[28]。

（2）屈光调节性内斜视合并高 AC/A

（3）非屈光调节性内斜视合并高 AC/A

【PPP 中描述】

有时，矫正远视可以导致向远处注视时的正常眼位，但向近处注视时仍有持续的内斜视（屈光调节性内斜视合并高 AC/A）。不太常见的情况是，没有明显远视的儿童向远处注视时眼位正常，但向近处注视时发生连续性或间歇性内斜视（非屈光调节性内斜视合并高 AC/A）。

【解读】

1）发病机制：AC/A 过高，等量的调节引起了过度的集合，导致了内斜视。此类病人调节近点是正常的，调节功能也是正常的，也没有动用过度的调节，主要的病因是调节与调节集合之间的比例失调。简单说，就是等量的调节诱发出更多量的调节性集合。一般我们用隐斜法、梯度法及远距和近距偏斜的对比来判定[29, 30]。

2）治疗方法：

Ⅰ．双焦点眼镜：先测看远时屈光度，若有远视性屈光不正，先矫正远视，其次使用双焦点眼镜矫正看近的内斜视。一般先增加 +1.00D，按照 +0.50D 逐渐递增，使得看近时内斜视得以矫正，最高不超过 +3.00D，这时将此度数与看远度数相加，就是需要配的双焦点眼镜度数。使用双焦点眼镜比起使用两副眼镜看近和看远要方便很多，通过下方的镜片看近，上方的镜片看远，但是双焦点眼镜的主要缺点是视野范围受限，因此，只要通过双焦点眼镜能使眼位保持正位或者内隐斜状态，则尽量验配最低度数的镜片，可以随时间推移逐渐降低，直到取消双焦点眼镜，多数孩子 10 岁前可以摘掉双焦点眼镜。von Noorden 等[31]发现了 37% 患者看近时能摘掉双焦点眼镜，46% 患者仍需要佩戴双焦点眼镜，17% 患者病情加重，需要其他治疗（可参考内斜视的治疗部分）。

Ⅱ．缩瞳剂：缩瞳剂的主要作用是使睫状肌紧张，减少中枢的调节作用；缩小瞳孔，使得视网膜成像清晰，减少调节，对于高 AC/A 的患者有较好的效果[32]。Parks 等[26]发现使用缩瞳剂之后 AC/A 虽然恢复正常，但停药后又恢复到之前的水平。需要注意长期使用缩瞳剂的副作用，包括浅前房、闭角型青光眼、白内障、虹膜囊肿等。其中虹膜囊肿一般在用药后 2 ~ 40 周出现，但停药后囊肿可自行消失。一般每天早晨点一次，为了避免药物的副作用，只要保持瞳孔缩小，尽量减少点药次数。

Ⅲ．手术治疗：对于看近斜视度大于 20$^\triangle$ 的患者，保守治疗往往不能矫正，需要通过手术矫正高 AC/A，一般行双眼内直肌减弱手术。O'Hara 等[33]发现按照看近的斜视度做全量设计的内直肌减弱术，即使看远时无斜视或小角度斜视的患者，依旧能获得较好的手术效果，并未发现明显过矫。另外，为减少对看远时眼位的影响，可行双眼内直肌后固定术。Kushner 等[34]发现，按照看近的斜视度设计足量手术，较后固定更有效，足量手术较非足量手术组术后效果更佳，可停用双焦点眼镜，随访 15 年后发现足量组效果仍然能保持。

2．部分调节性内斜视

【PPP 中描述】

部分调节性内斜视儿童矫正远视后，内斜视部分改善。

【解读】

1）发病机制：内斜视的发生一部分是由调节性因素造成，另一部分是由非调节因素造成。其中有两种类型，第一种是远视性屈光不正完全矫正后，内斜视度数减小，当视力达到理想程度后，内斜视仍然明显存在；第二种是完全调节性内斜视发生了失代偿，转变为部分调节性内斜视。

2）临床特征：发病年龄比完全性调节性内斜视稍早，一般1～3岁。一般是中度远视，在矫正远视之前，斜视度可以很大，但散瞳或戴镜后斜视度数明显减少，但不能完全矫正。有些患者在最初戴镜后内斜视可消失，按照足量矫正远视后，可以得到令人满意的视力和眼位，但是非调节部分内斜视会逐渐变得明显。部分调节性内斜视常伴有屈光参差，或垂直性斜视，单眼或双眼下斜肌功能亢进。内斜视往往不是交替性的，因此弱视概率较大，需尽早进行治疗。

3）治疗方法：

Ⅰ．屈光矫正：首先配戴全屈光处方眼镜矫正，有弱视者治疗弱视。往往戴镜3～6个月后眼位不能完全矫正者，应手术矫正非调节部分斜视，斜视调节部分继续戴镜矫正。如果患者远视仍大于+4.00D，斜视手术之后还是必须配戴眼镜。每半年至一年重新验光一次，并根据屈光变化决定是否调换眼镜。调换眼镜原则同屈光调节性内斜视，即应满足视力和眼位正常。

Ⅱ．手术治疗：①手术指征：Park[35]提出全矫配镜后1个月仍有内斜视，且无弱视者，应行手术治疗，因为这种斜视再经数月也不会好转。Jampolsky[36]认为，对戴镜后斜视度不稳定的患儿要等待和观察，待其斜视度稳定后再行手术。von Noorden[37]认为，戴全矫眼镜3～6月后眼位不能完全矫正者，若非调节性斜视角稳定且具备手术指征，则应手术治疗。但对于远视度数在+4.00DS或以上的患者，内斜视有随时间延长而减轻的趋势，10%～20%的患者最终发展为外斜视，因此对这部分患者早期手术应慎重。②手术量：对部分调节性内斜视的手术量设计存在一定的争议。目前有两类观点：一种是传统的标准手术，是按照非调节的成分设计手术量，以达到戴镜时正位的目的。但标准手术后残余性及再发性内斜视发生率可高达30%～60%[38]，因此有学者提出了另一种扩大手术量的方案。Wright等[39]根据戴镜看近与不戴镜看近两种不同斜视角的平均值进行设计，30例部分调节性内斜视按照标准手术设计，手术成功率达到74%，而40例部分调节性内斜视按照扩大手术量设计，手术成功率达到88%。Jatterand等[40]根据戴镜看远和不戴镜看远斜视角的平均值进行设计，术后欠矫率也明显降低。但这种观点遭到部分学者的反对。Arnoldi等[41]回顾性研究了108例部分调节性内斜视行标准手术后的2年随访，其中19%仍有残余性内斜视，37%手术成功，44% 发展为连续性外斜视。标准手术后连续性外斜视较高的发生率提示部分调节性内斜视手术量扩大很可能产生更多的远期过矫。如果手术后出现轻度的过矫，可以降低配镜的远视度数。Kushner 等[42] 分析了手术过矫后通过降低配镜度数来达到正位的方法，发现这种方法只对小于 +2.50D 的患者有效，对于远视更高的患者，即使术后降低远视度数，也很难扭转手术的过矫。

3．非调节性内斜视

【PPP 中描述】

非调节性内斜视患儿看远和看近时斜视度基本相同，没有明显的屈光不正，或者不能通过矫正屈光不正改善斜视度数。

【解读】

这一类斜视常在 6 个月以后出现。没有明显调节因素，屈光不正对斜视没有明显影响，看近看远的斜视度基本相同，发病时斜视度较小，之后逐渐增大，可达 30 ~ 70$^{\triangle}$。诊断时需先排除中枢神经系统损害，一定要查眼底，观察是否有视盘水肿以及视神经萎缩。请神经科会诊，排除颅内疾病。单眼斜视可合并弱视，有弱视者先治疗弱视，双眼视力平衡后及时手术矫正眼位。有学者将 1 岁半之后发病的这类病人称为知觉正常的迟发型内斜视，斜视手术后可达到功能治愈，获得稳定的立体视觉。

4．周期性内斜视

【解读】

（1）临床表现：周期性内斜视是一种特殊类型的非调节性内斜视，较罕见，在 3000 ~ 5000 个斜视患者中有一个周期性内斜视[43]；3 ~ 4 岁发病，也可发生于成年后；意外受伤或手术创伤可能和周期性内斜视有关，有学者报道两例间歇性外斜视术后出现周期性内斜视[44]；内斜视呈周期性出现，一般为隔日斜视，周期为 48 小时，一天呈大角度内斜视，一天呈小角度内斜视或正位，在不出现之日可能仅有轻度斜视或隐斜[45]。也有报道周期是 1 天、3 天、4 天或 5 天，也有 48 小时内斜视和 24 小时正位交替出现[44, 46, 47]。这种周期性斜视可能仅两周，也可以维持数年，日久后可转变为恒定性斜视[44]。周期性内斜视患者中偶见弱视，可出现垂直性斜视，可能存在轻度 V 征[47]。在内斜视不存在时，患者可有正常的双眼单视和较好的立体视觉。

（2）发病机制：发病机制尚不明确，可能是由生物钟障碍造成。Metz 等[48] 报道了一例周期性内斜视患者在跨越 6 个时区的旅行后发病，斜视呈昼夜节律性。Gadoth 等观察了一名周期性内斜视患者，发现其有轻微脑功能失调，无法确立丘脑 - 垂体生物节律轴[49]。

（3）治疗方法：首先可以尝试矫正屈光不正，但其效果具有不可预测性。可能减少内斜度数，甚至使周期性内斜视消失，但也可能没有任何效果。Windsor 等[47]发现患者在矫正屈光不正后，斜视周期从 24 小时变成了 48 小时。Helveston 等[46]观察了 14 例周期性内斜视患者，有 3 例通过矫正屈光不正后获得了融合功能。因此，手术治疗之前可以先尝试矫正屈光不正。矫正屈光不正效果不佳者，可以手术矫正，手术量参照眼位偏斜日的斜视度，术式选择双眼内直肌后徙术或者单眼内直肌后徙加外直肌缩短术为宜。一次手术可能无法完全矫正，可能需要进一步手术[45, 47]。

5．急性共同性内斜视

（1）临床表现：发病急骤，多发生在 5 岁以后，双眼视功能已健全。突然出现复视，容易引起年长儿童或成人的警惕。眼球运动无明显受限，患者习惯闭上一个眼睛。看远复视程度往往大于看近。

（2）病因与分类：病因不清，可能与融合机制突然破坏，引起眼外肌的不平衡有关。根据病因分为三型：第Ⅰ型，Swan 型，一眼遮盖后，或一眼外伤、其他原因引起视力下降，而使双眼不平衡。如果年龄较小的患者存在明显未矫正的远视性屈光不正，遮盖之后可能会出现内斜视[50]。第Ⅱ型，Burian-Franceschetti 型，可能与身心受到应激反应、过度疲劳、情绪波动有关。一般无人为打破融合的病史，屈光不正不明显，内斜视角度比较大，开始可能是间歇性，后转变为恒定性，AC/A 正常[51]。第Ⅲ型，Bielschowsky 型，成人患者如果存在未矫正的近视，阅读距离过近，双眼过度集合，引起内直肌张力增加，外展性融合功能不能控制而引起。这一类型最常见，另外，没有近视的患者也并不少见。

（3）鉴别诊断：调节性内斜视，矫正远视性屈光不正后，内斜视好转。颅内病变，如脑肿瘤、脑积水、颅脑先天性畸形、重症肌无力、癫痫、毒品诱发。Williams 等[52]报道了 6 例颅内肿瘤患者发生内斜视，其中 4 人进行了斜视手术，但没有一人获得运动性融合功能。麻痹性内斜视，由展神经麻痹引起，也表现为看远斜视度大于看近，需要检查中枢神经系统。

（4）治疗方法：首先要去除诱因。如内斜度数小，可用三棱镜消除复视。内斜视 40$^\triangle$ 以内的急性共同性内斜视可以考虑用肉毒素注射治疗，部分患者可以达到令人满意的效果，但也有部分患者需要反复注射，甚至最终仍需要手术。如内斜视度数大，病情稳定 3 个月后，可以手术矫正。手术量可较无双眼单视功能的患者设计量大些，术中调整至看近看远均消除复视。理想的客观检查是看远双眼交替遮盖不动，看近双眼交替遮盖外动。眼位矫正后可以恢复双眼视觉功能。术前要做三棱镜耐受试验，若患者复视消失，则可手术。

## 三、其他类型内斜视

【PPP 中描述】

其他类型内斜视：包括第Ⅵ对脑神经（展神经）麻痹、Duane 眼球后退综合征Ⅰ型、知觉性内斜视、限制性内斜视、连续性内斜视和眼球震颤阻滞性内斜视。这些病种的讨论已经超出了本册 PPP 的范围。

【解读】

此部分内容不是 PPP 的介绍重点，在此我们介绍两类临床上较常见的内斜视疾病，以供参考。

1. 展神经麻痹

（1）病因：展神经在颅内行走较长，最容易受损。病因包括先天性、眼眶和颅脑外伤、颅内病变、微血管病变等。

（2）临床表现：第一眼位内斜视，外转功能减弱，看远斜视度大于看近斜视度，代偿头位（面转向患眼）。

（3）鉴别诊断：先天性内斜视、Duane 眼球后退综合征、甲状腺相关眼病。

（4）治疗方法：先天性展神经麻痹患者要尽早手术。后天性展神经麻痹患者，需积极查明原因，针对病因进行治疗，如果经保守治疗 6 个月后仍不能恢复，斜视度数稳定者即可以手术。展神经不全麻痹，外转可以过中线者，可以考虑患眼外直肌加强或者联合内直肌后徙术。展神经完全麻痹者，可以考虑垂直肌肉的转位术联合内直肌后徙术。

2. Duane 眼球后退综合征

（1）1905 年由 Duane 率先描述，主要临床特征为眼球内转或企图内转时眼球后退，内转时睑裂缩小，外转时睑裂开大。眼球运动障碍主要表现为水平直肌运动障碍，可见内转时上射或者下射。本病女性多见。单眼多见，双眼比例约为 15%。

（2）病因：妊娠期第四周的发育缺陷可导致眼球后退综合征。解剖学研究表明，本病存在展神经核发育不良或者缺失，动眼神经异常走行错位支配外直肌。

（3）临床表现：1974 年 Huber 根据电生理表现，将 Duane 综合征分为三型。Ⅰ型：最多见，占 50% ~ 80%。眼球运动外转受限，第一眼位内斜视，外转时睑裂开大，内转时睑裂缩小，眼球后退。单侧较多见，单侧患者常伴有代偿头位。Ⅱ型：眼球运动内转受限，第一眼位外斜视。Ⅲ型：眼球运动内、外转均受限，内转时伴上射、下射，第一眼位可以表现为正位、内斜视或外斜视。

（4）治疗方法：手术指征包括原在位斜视、异常头位、明显的眼球后退以及上下射。手术方式包括直肌减弱术，垂直肌肉转位术。手术可以矫正斜视，改善头位。

（朱文卿　赵　晨）

# 参考文献

1. Costenbader FD. Infantile esotropia. Trans Am Opthalmol Soc, 1961, 59: 397-429.

2. Nixon RB, Helveston EM, Miller K, et al. Incidence of strabismus in neonates. *Am J Ophthalmol*, 1985, 100(2): 798-801.

3. Nelson LB, Rubin SE, Wagner R, et al. Developmental aspects in the assessment of visual function in young children. *Pediatrics*, 1984, 73(2): 375-381.

4. Burian HM. Hypermetropia and esotropia. J Pediatr Ophthalmol, 1972, 9: 135-143.

5. Helveston EM, Ellis FD, Schott J, et al. Surgical treatment of congenital esotropia. *Am J Ophthalmol*, 1983, 96(2): 218-228.

6. Hiles DA, Watson A, Biglan AW. Characteristics of infantile esotropia following early bimedial rectus recession. *Arch Ophthalmol*, 1980, 98(4): 697-703.

7. Shon MA, Hahm KH, Han SH. Spontaneous resolution of infantile esotropia. *J AAPOS*, 2001, 5(1): 44-47.

8. Archer SM, Sondhi N, Helveston EM. Strabismus in infancy. *Ophthalmology*, 1989, 96(1): 133-137.

9. Robb RM, Rodier DW. The variable clinical characteristics and course of early infantile esotropia. *J Pediatr Ophthalmol Strabismus*, 1987, 24(6): 276-281.

10. Birch EE, Stager DR. Monocular acuity and stereopsis in infantile esotropia. *Invest Ophthalmol Vis Sci*, 1985, 26(11): 1624-1630.

11. Mayer DL, Fulton AB. Preferential looking grating acuities of infants at risk of amblyopia. *Trans Ophthalmol Soc U K*, 1985, 104(Pt8): 903-911.

12. Pediatric Eye Disease Investigator Group. A randomized trial of atropine vs. patching for treatment of moderate amblyopia in children. *Arch Ophthalmol*, 2002, 120(3): 268-278.

13. Kennedy RJ, McCarthy JL. Surgical treatment of esotropia; analysis of case material and results in 315 consecutive cases. *Am J Ophthalmol*, 1959; 47(4): 508-519.

14. Leahey BD. Criteria for early surgical correction of concomitant esotropia in infants and children. *Trans Am Ophthalmol Soc*, 1960, 58: 106-117.

15. Taylor DM. How early is early surgery in the management of strabismus? *Arch Ophthalmol*, 1963, 70: 752-756.

16. Ing M, Costenbader FD, Parks MM. Early surgery for congenital esotropia. *Am J Ophthalmol*, 1966, 61(6): 1419-1427.

17. Wilson ME, Parks MM. Primary inferior oblique overaction in congenital esotropia, accommodative esotropia, and intermittent exotropia. *Ophthalmology*, 1989, 96(7): 950-955.

18. Scott AB. Planning inferior oblique muscle sugery. In Reinecke RD, ed. Strabismus. New York: Grune & Stratton, 1978: 347.

19. Mims JL, Wood RC. Bilateral anterior transposition of the inferior obliques. *Arch Ophthalmol*, 1989, 107(1): 41-44.

20. Bacal DA, Nelson LB. Anterior transposition of the inferior oblique muscle for both dissociated vertical deviation and/or inferior oblique overaction: results of 94 procedures in 55 patients. *Binocular Vision Eye Musle Surg*, 1992, 7: 219-224.

21. Helveston EM. Dissociated vertical deviation-a clinical and laboratory study. *Trans Am Ophthalmol Soc*, 1980, 78: 734-779.

22. Neely DE, Helveston EM, Thuente DD, et al. Relationship of dissociated vertical deviation and the timing of initial surgery for congenital esotropia. *Ophthalmology*, 2001, 108(3): 487-490.

23. Sprunger DT, Wasserman BN, Stidham DB. The relationship between nystagmus and surgical outcome in congenital esotropia. *J AAPOS*, 2000, 4(1): 21-24.

24. Trigler L, Siatkowski RM. Factors associated with horizontal reoperation in infantile esotropia. *J AAPOS*, 2002, 6(1): 15-20.

25. Baker JD, Parks MM. Early-onset accommodative esotropia. *Am J Ophthalmol*, 1980, 90(1): 11-18.

26. Parks MM. Abnormal accommodative convergence in squint. *Arch ophthalmol*, 1958, 59(3): 364-380.

27. Preslan MW, Beauchamp GR. Accommodative esotropia: review of current practices and controversies. *Ophthalmic Surg*, 1987, 18(1): 68-72.

28. Doners FC. On the anomalies of accommodation and refraction of the eye. London: New Syndenham Society, 1864.

29. Raab EL. Etiologic factors in accommodative esodeviation. *Trans Am Ophthalmol Soc*, 1982, 80: 657-694.

30. Havetape SA, Cruz OA, Miyazaki EA. Comparison of methods for determining the AC/A ratio in accommodative esotropia. *J Pediatr Ophthalmol Strabismus*, 1999, 36(4): 178-183.

31. von Noorden GK, Morris J, Edelman P. Efficacy of bifocals in the treatment of accommodative esotropia. *Am J Ophthalmol*, 1978, 85(6): 830-834.

32. Bedrossian EH, Krewson WE. Isoflurophate versus glasses in evaluating the accommodative element in esotropia. *Arch Ophthalmol*, 1966, 76(2): 186-188.

33. O'Hara MA, Calhoun JH. Surgical correction of excess esotropia at near. *J Pediatr Ophthalmol Strabismus*, 1990, 27(3): 120-123.

34. Kushner BJ, Preslan MW, Morton GV. Treatment of partly accommodative esotropia with a high accommodative convergence-accommodation ratio. *Arch Ophthalmol*, 1987, 105(6): 815-818.

35. Parks MM. Ocular motility and strabismus. London: Harper, 1975, 102.

36. Jampolsky A. Pediatric ophthalmology and strabismus: In: Transactions of the New Odeans.Academy of Ophthalmology. New Yory: Raven, 1986, 362.

37. von Noorden GK, Campos EC. Binocular vision and ocular motility: Theory and management of strabismus. 6th ed. St. Louis Missouri: Mosby. 2002: 319-324.

38. Greenwald MJ, Eagle JR, Peters C, et al. Treatment of ac- quired esotropia: for augmented surgery. *Am Orthopt J*, 1998, 48, 16.

39. Wright KW, Bruce-lyle L. Augmented surgery for esotropia associated with high hypermetropia. *J Pediatr Ophthalmol Strabismus*, 1993, 30(3): 167-170.

40. Jotterand VH, Isenberg SJ. Enhancing surgery for acquired esotropia. *Opthalmie Surg*, 1988, 19(4): 263.

41. Arnoldi K. Long-term surgical outcome of partially accommodative esotropia. *Am Orthopt J*, 2002, 52: 75.

42. Kushner BJ. Partly accommodative esotropia. Should you overcorrect and cut the plus? *Arch Ophthalmol*, 1995, 113(12): 1530-1534.

43. Costenbader FD, Mousel DK. Cyclic esotropia. *Arch Ophthalmol*. 1964, 71: 180-181.

44. Uemura Y, Tomita M, Tanaka Y. Consecutive cyclic esotropia. *J Pediatr Ophthalmol*, 1977, 14(5): 278-280.

45. Friendly DS, Manson RA, Albert DG. Cyclic strabismus-a case study. *Doc Ophthalmol*, 1973, 34(1): 189-202.

46. Helveston EM. Cyclic strabismus. *Am J Ophthalmol*, 1973, 23: 48-51.

47. Windsor CE, Berg EF. Circadian heterotropia. *Am J Ophthalmol*, 1969, 67(4): 565-571.

48. Met HS, Bigelow C. Change in the cycle of circadian strabismus. *Am J Ophthalmol*, 1995, 120: 124-125.

49. Gadoth N, Dickerman Z, Lerman M, et al. Cyclic esotropia with minimal brain dysfunction. *J Pediatr Ophthalmol Strabismus*, 1981, 18(6): 14-17.

50. Swan KC. Esotropia following occlusion. *Arch Ophthal*, 1947, 37(4): 444-451.

51. Burian HM. Motility clinic: sudden onset of comitant convergent strabismus. *Am J Ophthalmol*, 1945, 28: 407.

52. Williams AS, Hoyt CS. Acute comitant esotropia in children with brain tumors. *Arch Ophthalmol*, 1989, 107(3): 376-378.

## 第四节　病　例　分　析

病例 1：婴儿型内斜视

患者赵某某，女，4 岁，主诉：发现眼位向内偏斜 3 年。

现病史：出生后 4 个月家长发现患者眼位向内偏斜，可交替，发病以来偏斜无改善，为进一步诊治来医院就诊。

既往史：无特殊。

眼部检查：双眼视力：右 +1.75DS，左 +1.25DS，视力检查不合作。双眼屈光介质透明，眼底检查未见异常。

眼位检查（图 4-7）：

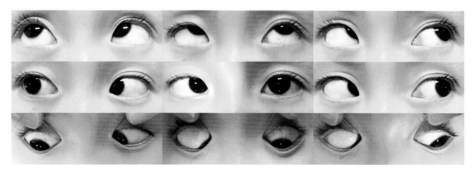

图 4-7　诊断眼位图

眼位检查：

| | | 33cm | 6m |
|---|---|---|---|
| 三棱镜 + 交替遮盖法 | REF | +85$^\triangle$ | +90$^\triangle$ |
| | LEF | +85$^\triangle$ | +90$^\triangle$ |
| 映光法 | | +25° | |

眼球运动：

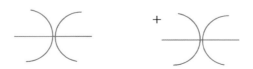

右眼主斜，无代偿头位。

诊断：婴儿型内斜视，左眼下斜肌功能亢进。

解析：患者出生后 6 个月内发病，与同龄正常儿童的睫状肌麻痹后屈光度相似，存在交替性注视，除下斜肌功能亢进外，无其他眼球运动异常，故诊断明确，建议早期手术。

病例 2：部分调节性内斜视

患者罗某某，男，4 岁，主诉：发现眼位向内偏斜 1 年余。

现病史：1 年前家长发现患者眼位向内偏斜，给予配镜治疗，部分缓解，为进一步诊治来医院就诊。

既往史：足月顺产。

眼部检查：双眼视力：右 +6.00DS/−1.75×10，左 +6.50DS/−1.50×180，视力检查不合作。双眼屈光介质透明，眼底检查未见异常。

眼位检查（图 4-8）：

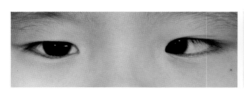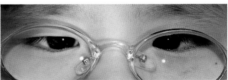

图 4-8 不戴镜和戴镜眼位图

眼位检查：

| | | | 33cm | 6m |
|---|---|---|---|---|
| 三棱镜 + 交替遮盖法 | CC | REF | +40$^\triangle$ | +40$^\triangle$ |
| | | LEF | +40$^\triangle$ | +40$^\triangle$ |
| | SC | REF | +70$^\triangle$ | +70$^\triangle$ |
| | | LEF | +70$^\triangle$ | +70$^\triangle$ |
| 映光法 | | | +15°（CC），+25°（SC） | |

眼球运动：

左眼主斜，无代偿头位。

诊断：部分调节性内斜视。

病例 3：Helveston 综合征

患者生某某，女，9 岁，主诉：出生后 1 月余发现眼位偏斜。

现病史：出生后 1 月余，家长发现患者眼位向内偏斜，1 岁左右给予配镜治疗，仍有斜视，为进一步诊治来医院就诊。

既往史：无特殊，足月剖宫产。

眼部检查：视力：右 +2.50DS=0.9，左 +2.50DS=0.9。双眼屈光介质透明，眼底检查未见异常。

眼位检查（图 4-9，图 4-10）：

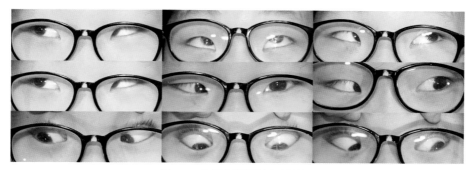

图 4-9　术前诊断眼位图（戴镜）

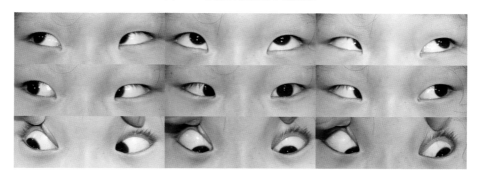

图 4-10　术前诊断眼位图（不戴镜）

眼位检查：

| | | | | 33cm | 6m |
|---|---|---|---|---|---|
| 三棱镜＋交替遮盖法 | CC | | REF | +40△ | +40△ |
| | | | LEF | +40△ | +40△ |
| | SC | | REF | +60△ | +60△ |
| | | | LEF | +60△ | +60△ |
| 映光法 | | | | +20°（CC），+25°（SC） | |

眼球运动：

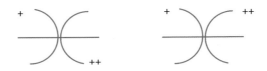

右眼主斜，无代偿头位。

诊断：Helveston 综合征。

手术设计：双眼内直肌后徙 6mm+ 双上斜肌断腱 + 右眼上直肌后徙 5mm+ 左眼上直肌后徙 8mm。

术后 10 天复查，眼位正，双眼运动未见异常（图 4-11）。

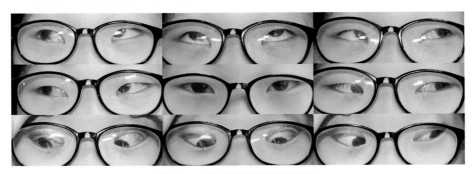

图 4-11　术后诊断眼位图（戴镜）

解析：病例 2 和病例 3 在配戴远视矫正眼镜后，内斜视部分好转，部分调节性内斜视诊断明确。对于内斜视来说，当双眼的视力相等时，对于施行单侧内直肌后徙联合外直肌缩短术或双侧内直肌后徙术没有形成共识，也没有高质量的证据支持一种方法优于另一种。对一些特殊情况，在双眼施行手术可能是更好的选择。因此，对于病例 2，可以选择单侧手术或双侧手术，手术主要是矫正戴镜后的斜视度。病例 3 同时存在垂直分离性斜视、A 型内斜视和上斜肌功能亢进，是一种特殊类型的斜视 Helveston 综合征，对于这类患者，双侧手术可以同时解决合并的垂直分离性斜视和上斜肌功能亢进，显然优于单侧手术。该患者双侧手术后的效果也证实了这一点。

病例 4：急性共同性内斜视

患者赵某某，男，67 岁，主诉：复视 5 年，逐步加重 2 年。

现病史：5 年前无明显诱因下出现复视，外院头颅 CT 未见异常，双眼各给予底向外 3$^\triangle$，复视消失。近 2 年来复视逐渐加重，配戴三棱镜仍然存在复视，为进一步诊治来医院就诊。

既往史：无特殊。

眼部检查：视力：右 -4.25DS/-1.75DC×85=1.0，左 -3.75DS/-3.00DC×95=1.0。双眼屈光介质透明，眼底检查未见异常。

头颅 MRI 和鼻腔 CT：未见异常。

眼位检查：

|  |  | 33cm | 6m |
|---|---|---|---|
| 三棱镜＋交替遮盖法 | REF | +20$^{\triangle}$ | +20 ~ 25$^{\triangle}$ |
|  | LEF | +20$^{\triangle}$ | +20 ~ 25$^{\triangle}$ |
| 映光法 |  | +5° |  |

左眼主斜，双眼运动未见异常，无代偿头位。

诊断：急性共同性内斜视。

手术设计：左眼内直肌后徙 5.5mm，术中复视消失。

术后 1 个月复查，仍有复视。

眼位检查：

|  |  | 33cm | 6m |
|---|---|---|---|
| 三棱镜＋交替遮盖法 | REF | +6$^{\triangle}$ | +8$^{\triangle}$ |
|  | LEF | +6$^{\triangle}$ | +8$^{\triangle}$ |
| 映光法 |  | 0 |  |

考虑斜视度数较小，目前暂不考虑手术，建议三棱镜治疗。双眼各给予底向外 3$^{\triangle}$，复视消失。

解析：三棱镜治疗在伴有复视的其他类型内斜视应用较多，主要应用于小度数和（或）早期的内斜视，残余内斜视。这是一例伴有复视的内斜视，推测原因可能是急性共同性内斜视。对于这类伴有复视的内斜视，特别是度数较小和（或）发病早期，可以用普通三棱镜消除复视。压贴三棱镜虽然矫正范围广，但由于外观和对视力的影响，患者常常不能接受。本例患者不能接受压贴三棱镜，所以在其内斜视度数增大时，我们给予了眼外肌手术，手术后仍残留少量内斜视和复视，继续用普通三棱镜治疗。

病例 5：连续性内斜视

患者王某某，女，43 岁，主诉：斜视矫正术后眼位向内偏斜数年。

现病史：患者 3 岁左右发现眼位向外偏斜，于外院就诊，诊断为外斜视，6 岁行外斜视矫正术，术后又出现眼位向外偏斜，逐渐加重，28 岁再次行外斜视矫正术（具体不详），术后发现眼位向内偏斜，逐渐加重，为进一步诊治来医院就诊。

既往史：无特殊。

眼部检查：双眼视力：1.0。双眼屈光介质透明，眼底检查未见异常。

眼位检查（图4-12）：

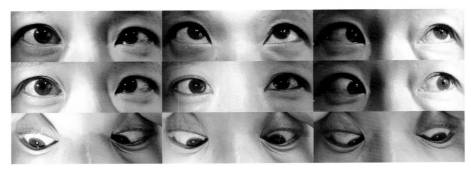

图 4-12　术前诊断眼位图

眼位检查：

| | | 33cm | 6m |
|---|---|---|---|
| 三棱镜 + 交替遮盖法 | REF | +70$^\triangle$ L/R10$^\triangle$ | +66$^\triangle$ L/R10$^\triangle$ |
| | LEF | +70$^\triangle$ L/R10$^\triangle$ | +66$^\triangle$ L/R10$^\triangle$ |
| 映光法 | | +25° | |

眼球运动：

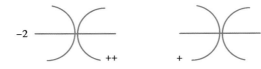

右眼主斜，无代偿头位。

诊断：连续性内斜视

手术设计：右眼外直肌复位 + 内直肌后徙 6mm+ 上斜肌断腱。

术后第 1 天眼位正，双眼各方向运动未见异常。

解析：本例为外斜视手术后的连续性内斜视，患者为成年女性，可以耐受局麻手术；斜视度数太大，普通三棱镜无法矫正，故给予眼外肌手术。对这类患者，推荐外直肌复位术。术中发现该患者外直肌表面瘢痕明显，这可能是导致其外转功能减弱的原因。

病例6：展神经麻痹

患者王某某，男，43岁，主诉：车祸后眼位向内偏斜半年。

现病史：半年前车祸后右眼眼位向内偏斜，不能外转，伴复视，药物治疗无效，为进一步诊治来医院就诊。

既往史：无特殊。

眼部检查：双眼视力：1.0。双眼屈光介质透明，眼底检查未见异常。

头颅和眼眶CT：未见异常。

眼位检查（图4-13）：

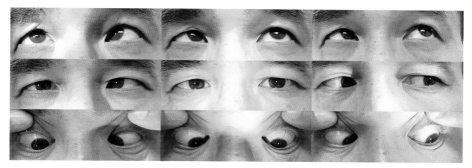

图4-13 术前诊断眼位图

眼位检查：

| | | 33cm | 6m |
|---|---|---|---|
| Krimsky法 | REF | +60$^\triangle$ | +60$^\triangle$ |
| | LEF | +90$^\triangle$ | +90$^\triangle$ |
| 映光法 | | +30° | |

眼球运动：

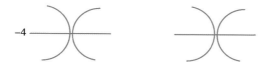

右眼主斜，无代偿头位。

诊断：右眼展神经完全麻痹

手术设计：右眼改良 Nishida 术＋内直肌后徙5mm。

术后第1天眼位正（图4-14）。

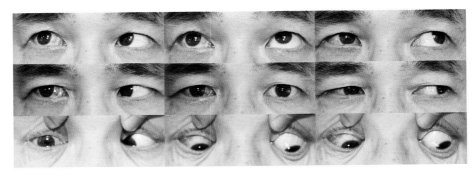

图 4-14 术后诊断眼位图

眼球运动：

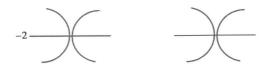

解析：患者第一眼位内斜视，右眼无法外转，无其他眼球运动异常，有明确外伤史，眼眶和头颅 CT 未见明显异常，展神经完全麻痹诊断明确。对于展神经完全麻痹的患者，常规斜视手术常常无效，可以考虑垂直肌肉的转位术联合内直肌后徙术。本例保守治疗半年后无改变，我们给予改良 Nishida 术联合内直肌后徙术，术后早期第一眼位正，右眼外展功能部分改善。

病例 7：Duane 眼球后退综合征 I 型

患者孙某某，男，6 岁，主诉：自幼眼位向内偏斜。

现病史：出生后不久家长发现患者左眼眼位向内偏斜，不能外转，发病以来偏斜无改善，为进一步诊治来医院就诊。

既往史：足月剖宫产。

眼部检查：双眼视力：右 +1.75DS=0.5，左 +1.25DS=0.3。双眼屈光介质透明，眼底检查未见异常。

眼位检查（图 4-15）：

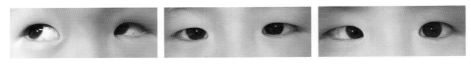

图 4-15 眼位图 左眼内转时眼球后退，上射

眼位检查:

|  |  | 33cm | 6m |
|---|---|---|---|
| Krimsky 法 | REF | $+35^{\triangle}$ | $+40^{\triangle}$ |
|  | LEF | $+35^{\triangle}$ | $+40^{\triangle}$ |
| 映光法 |  | $+10°$ R/L10° |  |

眼球运动: 左眼外展受限, 内转时眼球后退, 上射

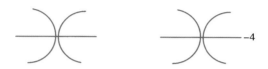

左眼主斜, 面向右转。

诊断: 左眼 Duane 眼球后退综合征 Ⅰ 型。

解析: 患者第一眼位表现为内斜视, 内转时睑裂缩小, 眼球后退, 上射, 外转时睑裂开大, 伴代偿头位, 诊断明确。可以通过手术矫正斜视, 改善头位。

（姚　静　赵　晨）

# 第五章　外　斜　视

## 第一节　外斜视的诊断

对外斜视患者进行全面的斜视检查可以明确诊断、确定视功能及斜视状态以指导进一步的治疗。另外斜视的病因也不能忽视，如屈光性斜视、头颅外伤及颅内高压引起的麻痹性斜视，应首先积极治疗原发病。斜视患者的检查包括一般眼科检查、知觉、运动、屈光和调节检查。内斜视章节已经详细阐述了基本的斜视检查方法，本章我们只讨论外斜视的特殊检查。

### 一、检查手段及其诊断意义

【PPP 中描述】

因为视力和斜视角检查时遮盖单眼会引起双眼分视，导致立体视锐度的下降，并影响外斜视控制情况的评估，因此知觉试验（如立体视觉检查）、融合控制的评估应在视力和斜视检查之前进行。

【解读】

斜视的评估除了视力、屈光状态、综合眼科检查、双眼视功能、斜视度、眼球运动以外，必要时需结合影像学检查来做出判断。外斜视的专科检查除常规的斜视检查外，需要重视检查双眼眼位的控制力。因为单眼视力检查或者眼位测量会破坏双眼的融合能力，因此检查双眼视功能的测试如立体视觉需要放在所有检查之前进行。详尽的斜视检查包括[1,2]：①检查双眼视功能状态：视网膜对应情况、融合范围的大小、立体视觉、有无单眼抑制等；②检查单眼和双眼眼球运动功能，双眼运动时配偶肌之间有无运动功能不足或亢进，有无分离运动现象、眼球震颤及代偿头位；③检查斜视度的大小，比较视远、视近、戴镜与裸眼斜视度数是否有变化，比较各眼位的斜视度，观察是否有非共同性斜视，是否合并垂直斜视，是否有下斜肌功能亢进及 A、V 征，是否存在侧向非共同性；④遮盖单眼一段时间后，双眼前加 +3D 镜片检查视近斜视度，或 −1.0D 查视远斜视度，可以鉴别真性高 AC/A 或因视近检查诱发集合增加导致的假性高 AC/A。

　　双眼的融合控制能力可以使用 Newcastle 量表进行评估，也可以通过远近立体视的检查来间接评估双眼的融合能力。近立体视觉的检查方法有 Titmus 立体图、颜氏数字化立体图、Frisby 立体视板、TNO 立体图、Lang 立体图及 Randot 随机点立体图检查等，国内最常用的是 Titmus 立体图和颜氏数字化立体图。常用检查远距离立体视觉的仪器主要是同视机及赵堪兴设计的随机点立体图，此外还有 Frisby-Davis 远立体视觉检查法等，其中同视机的应用最为普遍，它可以定性、定量测量立体视锐度。但是同视机只是模拟了无限远视物的情景，并非为自然状态下的无限远。外斜视与内斜视患者在知觉适应性方面有很大的不同，这可能与疾病的病程有关，也可能与鼻侧和颞侧视网膜的解剖和生理差异有关[3, 4]。①分开过强型外斜视患者，视远斜视度大于视近斜视度，可存在正常的双眼单视功能，知觉适应性不存在或者仅表浅的建立。②单眼恒定的外斜视常会伴有重度弱视，容易发生顽固的异常视网膜对应或对应缺如。③大多数双眼视力正常的患者会交替注视，表现为交替性外斜视，即注视右侧视野时使用右眼，注视左侧视野时使用左眼，与内斜视的交叉注视不同。间歇性外斜视患者正常和异常视网膜对应可能会同时存在，后像实验显示眼位偏斜时是异常视网膜对应，眼位正时是正常视网膜对应。④当外斜视角度很大时，患者使用外转眼注视外侧，内转眼内转功能形似不足，但使用内转眼注视时可见内直肌功能正常，为假性内直肌麻痹[3]。

　　【PPP 中描述】

　　外斜视的检查首先包括视远和视近时外斜视融合控制情况的评估。根据控制情况可记录为恒定性外斜视（XT）、间歇性外斜视（X（T））或外隐斜（X）。外斜视患者在不同的时间检查、甚至是同一次就诊检查的融合控制情况也可能会有变化。

　　【解读】

　　融合控制的程度不仅依赖于斜视角的大小，而且依赖于全身情况、警觉性、注意力以及检查时患者的紧张状态，不同时间检查斜视度可能会有很大的变化，因此间歇性外斜视的患者应在不同时间重复检查斜视度。例如，一个融合状态不稳定的患者重复检查时大多数情况是间歇性或者恒定性外斜视，但是融合控制较好时斜视表现可不明显（图 5-1）。

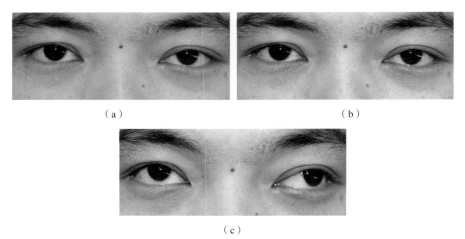

（a）

（b）

（c）

图 5-1　间歇性外斜视基本型

患者，男，26 岁，主诉发现斜视 2 年，劳累时加重。该患者注意力集中时可控正位，不同时间的斜视度会有很大的变化。（a）角膜映光正位；（b）角膜映光 –15°；（c）角膜映光 –30°

【PPP 中描述】

根据外斜视的控制情况可进行严重程度的分级评价，外斜视进展的指标包括控制情况变差、立体视觉下降，和（或）发生抑制。一些临床医师在进行远距离立体视觉的评估时增加了近距离立体视觉检查，可以发现间歇性外斜视在远距离处控制的减少。

【解读】

Haggerty 等提出了间歇性外斜视的纽卡斯眼位控制能力评分标准（Newcastle Control Score，NCS，表 5-1）[5]，在此基础上制定了修订版纽卡斯眼位控制能力评分标准（Revised Newcastle Control Score，RNCS，表 5-2）[6] 记录患者日常时间和诊室时间的眼位控制能力评分，从这两个方面评价间歇性外斜视患者的融合控制能力，并以此选择手术时机。Chia 等将间歇性外斜视患者的眼位控制能力分为控制良好（看近无显性外斜视，呈外隐斜）、控制力中等（经常发生外斜视，且恢复正位缓慢）和控制力不良（大多数时间呈外斜视）3 个级别[7]。Mohney 和 Holmes 等提出间歇性外斜视患者在诊室检查时的眼位控制能力分级方法，将患者看远与看近的眼位控制能力分为 6 个等级：观察患者眼位 30 秒，其眼位一直呈外斜视为 5 级（恒定性外斜视，控制力最差）；外斜视的时间 >15 秒为 4 级，<15 秒为 3 级；观察患者眼位 30 秒，若患者眼位一直维持在正位，遮盖单眼 10 秒，去遮盖后外斜视恢复正位的时间 >5 秒为 2 级，

1~5秒为1级，<1秒为0级（隐斜，控制力最好）[8]。该眼位控制能力分级方法对间歇性外斜视患者的病情评估和手术时机的选择具有重要意义。

表 5-1　纽卡斯眼位控制能力评分标准（Newcastle Control Score，NCS）

| 得分 | 项目 |
| --- | --- |
| 家庭评估 | |
| 0 | 从未观察到斜视／闭一眼 |
| 1 | 偶尔观察到看远时斜视／闭一眼（<50% 的时间） |
| 2 | 经常观察到看远时斜视／闭一眼（>50% 的时间） |
| 3 | 看远和看近均有斜视／闭一眼 |
| 诊室评估——看近 | |
| 0 | 仅在遮盖试验时表现出斜视，不需要眨眼或重新注视便会恢复融合 |
| 1 | 在遮盖试验后需眨眼或重新注视恢复融合 |
| 2 | 自发性表现出斜视或者融合中断无法恢复 |
| | |
| 诊室评估——看远 | |
| 0 | 仅在遮盖试验时表现出斜视，不需要眨眼或重新注视便会恢复融合 |
| 1 | 在遮盖试验后需眨眼或重新注视恢复融合 |
| 2 | 自发性表现出斜视或者融合中断无法恢复 |
| NCS 总分＝家庭评估＋诊室评估（看近）＋诊室评估（看远） | |

表 5-2　修订的纽卡斯眼位控制能力评分标准
（Revised Newcastle Control Score，RNCS）

| 得分 | 项目 |
| --- | --- |
| 家庭评估——外斜视 | |
| 0 | 从来没有 |
| 1 | 看远<50% 的清醒时间 |
| 2 | 看远 >50% 的清醒时间 |
| 3 | 看远＋看近 >50% 的清醒时间 |
| 诊室评估——看近 | |
| 0 | 去除遮盖后眼位立即恢复正位 |
| 1 | 瞬目或再注视后恢复正位 |
| 2 | 去遮盖后保持显斜 |
| 3 | 可以自发出现 |
| 诊室评估——看远 | |
| 0 | 去除遮盖后眼位立即恢复正位 |
| 1 | 瞬目或再注视后恢复正位 |
| 2 | 去遮盖后保持显斜 |
| 3 | 可以自发出现 |
| 总分＝家庭评估＋诊室评估（看近）＋诊室评估（看远） | |

外斜视患者斜视度的测量注意事项：

1. 调节和集合的影响　外斜视的年轻患者会用主动的集合功能克服视近时斜视，而且在一些患者这一代偿机制会影响视远时的斜视度，可以帮助视远时保持双眼单视功能。因此，测量视远斜视度时可以让患者注视视力表的 6/9 一行，为了看清视力表，患者必须放松调节。当外斜视患者主诉视远间歇性模糊时，需要考虑到这一机制导致的调节痉挛[3]。检查双眼视力是发现外斜视患者调节痉挛的简单方法，当调节痉挛存在时，双眼视力会比单眼视力明显下降。

2. 测量距离的影响　White[3] 指出注视目标大于 6m 可以诱导出最大的斜视度，另外很多学者认为诱导出最大斜视度更重要的是被检查者处于更自然的视觉状态下。Burian 和 Smith[9] 研究了 105 名外斜视患者，其中 31 名在 30m 检查距离时斜视度明显提高。

3. 向侧方注视时的斜视度　经常有外斜视的患者第一眼位斜视度明显，而向侧方注视时斜视度比第一眼位小，表现为侧向运动的非共同性，说明侧转时外直肌功能不足或者内直肌功能过强。其发生率占外斜视的 5% ~ 24%。Parks[10] 建议如果患者向侧方注视时斜视度比向正前方注视斜视度小，外直肌后退量应比常规手术量适当减小，这一观点与 Moore 的研究结果相符，Moore[11] 提出间歇性外斜视术后过矫容易出现在侧方注视斜视度比原在位斜视度小的患者，当向侧方注视斜视度减小 20% 以上时这一现象明显。

4. SCOBEE-BURIAN 诊断性遮盖试验　诊断性遮盖试验对间歇性外斜视的分型、手术方式的选择及手术定量都有重要的意义。间歇性外斜视是最常见的外斜视类型，它的特点是斜视度随着融合控制力的变化而改变，当融合功能强时，眼位呈外隐斜状态，此时具有正常的视网膜对应及双眼单视功能，而当注意力不集中、疲劳、强光下注视、视远距离物体时，融合控制减弱，出现显性外斜视或斜视度明显增大，这给准确测量患者的斜视度带来很大的困难。三棱镜加交替遮盖检查时快速的双眼交替遮盖暂时性破坏融合，并不能充分暴露潜在的最大斜视度。诊断性遮盖试验是指遮盖患者单眼 30 ~ 60 分钟后使用三棱镜加交替遮盖的方法测量患者的斜视角。Scobee 发现间歇性外斜视患者三棱镜加交替遮盖检查的结果，视远的斜视度往往大于视近的斜视度，而单眼遮盖 24 小时或者主动放松集合后，视近斜视度会提高，甚至大于视远斜视度，他认为与视近斜视度受融合刺激控制有关。Burian[12] 报道有些分开过强型外斜视，单眼遮盖 30 ~ 45 分钟后检查，视近的斜视度提高至等于甚至超过视远斜视度，他称这部分患者为假性分开过强型外斜视。另外，儿童期过强的集合可能是影响视近斜视度的一个因素，这一机制使基本型外斜视患者视近能保持正位，而三棱镜加交替遮盖检查时快速的遮盖不能打破这一代偿机制。间歇性外斜视术后欠矫发生率高，有学者认为与术前没有充分暴露潜在的斜视角有关[13]，因此术前检查应充分暴露斜视角，其手术量应按照测量的最大斜视角进行设计，以减小术后欠矫的发生，在外斜视患者术前进行诊断性遮盖试验[14,15]。

5. 诊断性遮盖试验的检查方法　患者首先进行三棱镜加交替遮盖检查，看近注视 33cm 调节性视标，看远注视 5m 远处视标，并记录检查结果。然后用纱布遮盖患者单眼 30～60 分钟，再次使用三棱镜加交替遮盖试验测量其看远和看近时的斜视角。SCOBEE-BURIAN 遮盖试验时遮盖主视眼或非主视眼并不影响检查结果，为避免去除被遮盖眼的纱布时双眼同时注视引起短暂的双眼融合刺激，在去遮盖前应嘱患者闭合双眼，直到进行三棱镜加交替遮盖检查时再睁开。

## 二、外斜视的诊断依据

【PPP 中描述】

病史资料包括患者清醒时眼位偏斜的时间、是否可控正位、在何情况下容易出现眼位偏斜（比如劳累、生病、注意力不集中或视远物体时）、眼位偏斜的频率是否稳定、单眼还是双眼容易出现眼位偏斜。

【解读】

间歇性外斜视根据视远、视近斜视度的不同分为 4 型[16]：①基本型：视远、视近的斜视度基本相等；②分开过强型：视远斜视度明显大于视近（≥15$^\triangle$）；③假性分开过强型：视远斜视度明显大于视近，但是遮盖单眼 1 小时或双眼戴 +3D 球镜后，视远和视近的斜视度基本相等；④集合不足型：视近时斜视度明显大于视远（≥15$^\triangle$）。

外斜视需与 Kappa 角鉴别诊断：有一些患者因为外观上看像外斜视来诊，但经检查是假性外斜视，需向患者及家属解释。如正 Kappa 角[2]的患者单眼注视和双眼注视时角膜映光点均偏向角膜鼻侧，外观上看似外斜视，但是交替遮盖双眼不动，不影响视力和双眼视功能。同视机可以检查 Kappa 角的度数，角膜反光点位于角膜中央鼻侧，称为正 Kappa 角，位于角膜中央颞侧称为负 Kappa 角。如果外斜视患者合并正 Kappa 角，会使外斜视显得斜视度更大，反之，如果外斜视患者合并负 Kappa 角，会使外斜视显得斜视度减小。因此，合并 Kappa 角的患者做角膜映光点斜视度检查时需要考虑这一因素，而且因其影响术后外观效果，手术前也应跟患者解释清楚。

（刘　艳　刘　红）

# 参考文献

1. 赵堪兴. 斜视矫正术设计的思考. 中华眼科杂志，2002, 38(8): 507-509.

2. 胡聪. 斜视诊断详解. 北京：人民卫生出版社，2013.

3. Von Noorden GK, Campos EC. Binocular vision and ocular motility: theory and management of strabismus.6th edition. CV Mosby: St Louis, MO, 2002: 364.

4. Fahle M. Naso-temporal asymmetry of binocular inhibition. *Invest Ophthalmol Vis Sci*, 1987, 28(6): 1016-1017.

5. Haggerty H, Richardson S, Hrisos S et.al. The Newcastle Control Score: a new method of grading the severity of intermittent distance exotropia. *Br J Ophthalmol*, 2004, 88(2): 233-235.

6. Buck D, Clarke MP, Haggerty H et.al. Grading the severity of intermittent distance exotropia: the revised Newcastle Control Score. *Br J Ophthalmol*, 2008, 92(4): 577.

7. Chia A, Roy L, Seenyen L. Comitant horizontal strabismus: an Asian perspective. *Br J Ophthalmol*, 2007, 91(10): 1337-1340.

8. Mohney BG, Holmes JM. An Office-based Scale for assessing control in intermittent exoropia. *Strabismus*, 2006, 14(3): 147-150.

9. Burian HM, Smith DR. Comparative measurement of exodeviations at twenty and one hundred feet. *Trans Am Ophthalmol Soc*, 1971, 69: 188-199.

10. Parks MM. Comitant exodeviations in children. In Strabismus. Symposium of the New Orleans Academy of Ophthalmology. St Louis, Mosby–Year Book, 1962: 45.

11. Moore S. The prognostic value of lateral gaze measurements in intermittent exotropia. *Am Orthopt J*, 1969, 19: 69-71.

12. Burian HM, Franceschetti AT. Evaluation of diagnostic methods for the classification of exodeviations. *Am J Ophthalmol*, 1971, 71(1 Pt 1): 34-41.

13. Pritchard C. Intermittent exotropia: How do they turn out? *Am orthopt J*, 1993, 43: 60-66.

14. Jung EH, Kim SJ, Yu YS. Comparison of the characteristics of patients with intermittent exotropia according to response to diagnostic monocular occlusion. *Jpn J Ophthalmol*, 2018, 62(2): 243-248.

15. Han JM, Yang HK, Hwang JM. Efficacy of diagnostic monocular occlusion in

revealing the maximum angle of exodeviation. *Br J Ophthalmol*, 2014；98(11): 1570-1574.

16. 赵堪兴，杨培增. 眼科学. 第 8 版. 北京：人民卫生出版社，2016: 277.

# 第二节　外斜视的治疗

## 一、外斜视的治疗准则

所有类型的外斜视均应随访，其中部分患者需要治疗。患有间歇性外斜视和具有良好融合控制能力的年幼儿童可以暂不手术而进行随访。如果多数时间或一直存在眼位偏斜，则需要治疗。然而最理想的治疗外斜视的模式、早期手术矫正的长期益处以及双眼手术与单眼手术哪一种更好等一些问题尚未很好地确定。间歇性外斜视患者中弱视不太常见，如果有，应给予治疗。

临床目标包括以下几个方面：

1．确定发生外斜视风险的儿童。

2．发现外斜视。

3．发现和治疗与外斜视相关联的弱视。

4．就疾病的诊断、治疗的选择和诊治计划教育患者以及家属 / 监护人。

5．将疾病的诊断和治疗计划告知患者其他的保健提供者。

6．治疗外斜视，矫正视轴，促使和维持双眼视（融合、立体视觉），防止或有利于弱视的治疗，恢复正常外观。

7．通过最理想的双眼眼位和视力，使生活质量得到极大的提高。

8．监测视力和双眼眼位，需要时修改治疗方案。

## 二、治疗方法的选择

1．屈光不正的矫正

【PPP 中描述】

就外斜视来说，对任何导致单眼或双眼视力减退的有临床意义的屈光不正都应该进行屈光矫正。增加视网膜影像的清晰度常常有利于控制外斜视。这些屈光不正包括近视、高度远视、散光和明显的屈光参差。在一项研究中，90% 以上年龄小于 20 岁的外斜视患者患有近视。即使对轻度近视予以矫正也有益于间歇性外斜视患者。一般不提倡矫正轻、中度远视，因为这样会减少调节性集合，不仅不利于控制，反而可能会加重外斜视的程度。如果远视矫正是必要的，所给予的矫正量应当是既能获得良好视力又能刺激调节性集合的最小度数，以便控制外斜视；可以是充分睫状肌麻痹下屈光检查所得出的度数，但经常是低于全矫度数。

【解读】

间歇性外斜视的屈光不正矫正的目的是在视觉关键期的视网膜上形成清晰图像，有利于融合，同时也辅助调节和集合的平衡。所有治疗的首要步骤就是屈光不正的矫正。屈光不正矫正的程度取决于斜视的类型和患者的年龄。对于外斜视来说，尤其在间歇性外斜视患者伴有近视、高度远视、散光和屈光参差时，矫正屈光不正可以在视网膜上形成清晰图像以促进融合。近视患者建议足矫以获得调节性融合；远视一般建议欠矫，欠矫的度数取决于远视程度、患者年龄和 AC/A。因为远视矫正可降低调节性集合而加重外斜，因此每位患者应个体化评估[1]。

2．刺激调节性集合

【PPP 中描述】

如果采用屈光矫正提供了清晰图像，间歇性外斜视的融合控制仍然不太理想，可以在近视患者中增加近视的矫正，在远视患者中减少远视的矫正，或者在其他屈光不正患者中给予近视矫正。一项多中心研究显示，随机给予负镜过矫的患者，戴镜 8 周后对间歇性外斜视的控制力明显改善，但是这一效用的持久性仍不确切。一些患者，尤其是年长患者和成人由于视物不适或视力下降，可能不能耐受这一治疗。一些研究提示负镜片过矫疗法可以刺激调节，但不会增加近视。对于低度近视或者原先配戴眼镜的患者，这种方法是很有用的。

【解读】

双眼同时注视目标时，要获得清晰的双眼单视，调节和集合必须同时发挥作用。正常情况下两者互相协调，有一定比例关系，即调节性集合与调节比值（AC/A）。如果 AC/A 足够高，可给予负镜刺激调节性集合来降低外斜视[2]。这种方法对低度近视或已配戴眼镜的患者非常有效。对年龄较小的外斜视伴集合不足患者，将双焦点眼镜的下半部分给予负镜可作为延缓治疗，而对于分开过强的外斜视患者，将双焦点眼镜的上半部分给予负镜有一定效果。这样患儿在等待手术时可获得正常的双眼刺激。一项随机对照临床试验将 3 ~ 7 岁的间歇性外斜视儿童分至负镜矫正组（睫状肌麻痹验光后加 −2.50D）和观察组，8 周后平均看远控制力在负镜矫正组明显好于观察组。负镜的调节性集合刺激可被很多儿童耐受，且不会加重近视[3]。Jampolsky 观察到远距离注视时外斜视而近距离注视正位的患者受负镜影响后可能会变为近距离注视内隐斜。但是这种内隐斜在几星期后会变回正视，在去除负镜后，近距离注视变为外斜视，说明这是因为 AC/A 的短暂变化[4]。Caltrider 和 Jampolsky 报道大量间歇性外斜视患者经负镜过矫后融合可得到改善，并且偏斜程度也会减轻。这一作用可以在治疗结束后持续一年[5]。部分学者仅将此种方法作为高 AC/A 患者的延缓治疗手段之一。年幼儿童较能耐受负镜刺激调节[6]，但是随着年龄增大和近距离工作的增多，负镜刺激调节会引起调节性视疲劳。

3．遮盖疗法

【PPP 中描述】

在一些患者中，部分遮盖（例如每天遮盖 2 小时至 6 小时）可改善融合控制和（或）减少斜视度数，尤其是在 3 ~ 10 岁年龄组中。部分遮盖可以在注视偏好眼进行或在无注视偏好时，遮盖在双眼中交替进行。部分遮盖，不论单眼或交替，都可用于间歇性外斜视的治疗。外斜视的恶化不太常见。两项随机试验无论遮盖与否，恶化都不常见，遮盖可能可以轻微降低恶化的风险。

【解读】

一项多中心、随机对照试验观察部分遮盖治疗对 1 ~ 3 岁间歇性外斜视患儿的疗效，将患儿随机分成观察组（6 个月无治疗）或者治疗组（前 5 个月遮盖每天 3 小时，第六个月无遮盖）。结果显示观察组的 4.6% 的患儿和治疗组的 2.2% 的患儿出现病情进展，两组间无统计学差异，提示对于 1 ~ 3 岁间歇性外斜视的患儿，无论是否遮盖治疗，病情恶化均不常见，并无充足证据建议给予这个年龄段的间歇性外斜视患儿部分遮盖治疗[7]。对于 3 ~ 11 岁间歇性外斜视患儿，观察组 6.1% 和遮盖组 0.6% 的患儿病情恶化，提示部分遮盖可以轻度降低这个年龄段间歇性外斜视患儿病情进展的比率[8]。

4．弱视治疗

【PPP 中描述】

外斜视的儿童，治疗弱视可以改善融合控制，降低外斜视度数，和（或）提升斜视手术的成功率。因为弱视在间歇性外斜视不常见，因此原因不明（如屈光参差或眼部结构性异常）的视力下降应当警示眼科医师考虑其他器质性病变，如细微的视神经或视网膜异常。

【解读】

由于间歇性外斜视眼位尚可控，弱视在间歇性外斜视中不太常见，但是如果存在弱视需要积极治疗，弱视的治疗有利于外斜视的治疗。另一方面，因弱视在间歇性外斜视中不太常见，若外斜视患儿视力不良，要排除器质性病变。

5. 三棱镜治疗

【PPP 中描述】

典型的间歇性外斜视患者不会出现复视，因此一般不给予三棱镜治疗。但当间歇性外斜视患者伴有集合不足时，可以在集合训练时使用基底向外的三棱镜。对训练无效的有症状的集合不足外斜视患者，可以将基底向内的三棱镜置于眼镜片内以提高阅读的舒适性，但是也有一项研究发现在儿童中这一治疗较安慰剂无明显优势。

【解读】

一项前瞻性、随机对照、双盲临床试验入组 9～18 岁有症状的集合不足患者，随机给予基底向内的三棱镜或者安慰剂眼镜。基底向内的三棱镜的量基于 Sheard 准则的最小量≥1$^\triangle$。Sheard 建议有显斜的患者如果想感到舒适，融合储备至少是隐斜的 2 倍。为了达到这一目的他设计了以下公式：给予的三棱镜量 = 2/3 隐斜度数—1/3 补偿融合集合。所有患者需要在所有阅读时间及超过 5 分钟的近距离工作时配戴三棱镜或者安慰剂眼镜。结果显示无论是三棱镜组还是安慰剂组，均有一半患者可有明显的症状改善（尽管改善程度未达到临床无症状的标准），但是使用三棱镜组治疗有症状的集合不足并没有优于安慰剂组[9]。

6. 集合不足外斜视的集合训练

【PPP 中描述】

视轴矫正训练可以改善集合不足外斜视和小度数外斜视患者（≤20$^\triangle$）的融合控制，来达到加强融合性集合幅度的目标。集合不足型外斜视（看近时外斜视度数较大）和看近时（典型为阅读时）有视疲劳症状的儿童和成人可能是视轴矫正训练的合适对象。如果集合的近点较远的话，在调节目标上施行集合近点训练是有用的。一旦集合近点得以改善，则基底向外的三棱镜的集合训练可能是有益的。当症状减轻时可以逐渐减少治疗，如果再次出现症状可以恢复治疗。其他的治疗包括计算机为基础的集合训练和诊室内的视轴矫正训练。

【解读】

集合不足是指在近距离工作时双眼有外斜的倾向，由于双眼汇聚不够可导致患者阅读时出现眼疲劳、头痛、复视、不能集中注意力和注意力短暂。当近距离注视的外斜视大于远距离注视时的外斜视，可诊断为集中不足，患者可表现为集合近点变远或者融合性倾向减弱。研究中有许多非手术方式可用于治疗集合不足外斜视如基底朝内棱镜、在家做集合训练（或美国 pencil push-ups 训练）、在家做集合训练结合医院的视觉训练/视轴矫正训练[10]。视轴矫正训练的具体机制尚不明，假说认为训练可以提高融合和集合的能力，因此可缓解与集合不足相关的不适症状。可以改善集合不足型外斜视和小度数至中等度数外斜视患者（≤20[△]）的融合控制，来达到加强融合性集合幅度的目标。集合不足型外斜视的具体治疗方式可参见本章第三节。

7. 眼外肌手术

（1）手术时机

1）手术指征

【PPP 中描述】

当患儿或者其父母/监护人认为眼位偏斜过于频繁或者斜视度过大无法接受时，或者不能通过矫正眼镜或遮盖疗法缓解症状时，就可以考虑手术矫正。在做出施行眼外肌手术的决定之前，在日常生活的情况下观察眼位的控制和斜视度大小是必要的。其他应考虑的因素是年龄、屈光不正和 AC/A。

【解读】

外斜视的融合控制能力是评估间歇性外斜视严重程度的一项重要指标[11]。Haggerty 等提出了间歇性外斜视的纽卡斯眼位控制能力评分标准（Newcastle Control Score，NCS）[12]，在此基础上制定了修订版纽卡斯眼位控制能力评分标准（Revised Newcastle Control Score，RNCS）[13]记录患者日常时间和诊室时间的眼位控制能力评分，从这两个方面评价间歇性外斜视患者的融合控制能力，并以此选择手术时机。Chia 等将间歇性外斜视患者的眼位控制能力分为控制良好（看近无显性外斜视，呈外隐斜）、控制力中等（经常发生外斜视，且恢复正位缓慢）和控制力不良（大多数时间呈外斜视）3 个级别[14]。Mohney 和 Holmes 等提出间歇性外斜视患者在诊室检查时的眼位控制能力分级方法，将患者看远与看近的眼位控制能力分为 6 个等级[15]。该眼位控制能力分级方法对间歇性外斜视患者的病情评估和手术时机的选择具有重要意义。控制能力在 3 级以上者需要进行手术治疗。而对于有良好融合控制力的幼儿可以不予手术随访观察。以上融合控制能力的评估方法可参见本章第一节。

斜视度大小也影响手术决策。与内斜视可以有较小斜视度数不同，一般外斜视原在位的斜视度超过 20$^{\triangle}$。如果因为功能原因需要手术，斜视度数至少为看近或看远 15$^{\triangle}$。

在评估间歇性外斜视的手术时机时，明确患者外斜视的发生频率比明确斜视度数更为重要。年龄＜10 岁的间歇性外斜视患儿在发病初期常伴有复视，随着病情进展，视皮质对抑制逐渐产生适应，异常视网膜对应形成，因此应该在视网膜抑制性暗点形成之前进行手术矫正[16]。当间歇性外斜视患儿的显斜频率增加或者发生显斜不再闭合一眼时，表明抑制越来越巩固，必须进行手术矫正[17]。

2）手术量

【PPP 中描述】

屈光矫正的改变可以增加或减少所测的斜视度，从而影响手术设计。外斜视的测量应当在最佳光学矫正下采用调节目标在看远和看近重复测量，可能的话在更远的距离（如患者看着过道或从窗户中望出去）重复测量。30 分钟的单眼遮盖（遮盖试验）有助于暴露全部斜视度。

【解读】

术前测量患者的看近和看远斜视度数，对术式选择及手术定量至关重要。间歇性外斜视术后随访结果的研究发现手术欠矫率较高，部分学者认为原因是由于术前未能按照患者的最大斜视度确定手术量[16, 18, 19]。近年来对于间歇性外斜视患者最大斜视度的测量方法，包括室内＞20m 测量[20]、注视户外远方视标测量[20]、1 小时诊断性遮盖试验[21]和三棱镜耐受试验[22-23]等。通过对患者注视室内 6m 视标、注视户外远方视标、1 小时诊断性遮盖试验和三棱镜耐受试验的前瞻性比较研究发现，注视户外远方视标可测量出患者更大的看远斜视度数，1 小时诊断性遮盖试验可测量出患者更大的看近斜视度数，三棱镜耐受试验可测量出患者耐受的最大的看远和看近斜视度数[24]。

3）高 AC/A 型

【PPP 中描述】

如果看远的斜视度超过看近的斜视度至少 10$^{\triangle}$时，或者将 −2.00D 镜片加于常规的屈光矫正后，看远的斜视度明显减少时，可诊断为高 AC/A 型。在这些患者中，因为有发生连续性内斜视、复视和看近时眼疲劳，建议采用保守的非手术治疗。

【解读】

当测量患者看远及看近的斜视度数，如果远近斜视度数存在差别，则必须采用梯度法测定患者的 AC/A。如采用看远梯度法测量 AC/A，则在患者双眼前放置 −2.00D 球镜进行测量；若采用看近梯度法测量 AC/A，则需要先遮盖患者单眼 1 小时以消除融合作用，然后在患者双眼前放置 +3.00D 球镜进行测量[25-27]。对于高 AC/A 型，行手术治疗常导致患者术后看近过矫，因此不提倡手术治疗，应佩戴过矫负球镜的双焦点眼镜以刺激调节性集合。

（2）最佳手术年龄

【PPP 中描述】

外斜视的手术时机取决于患儿的神经发育状况和偏斜频率。对于婴儿期发生的持续性外斜视，虽然早期手术很少能获得正常的双眼视功能，但仍然是适应证，可以改善知觉结果。当斜视是间歇性时，许多眼科医生在有融合功能的幼儿中推迟手术，来避免与术后内斜视相关的并发症。这些并发症包括抑制、弱视和丧失双眼视，特别是立体视觉。但是，在早期接受手术的患者中，发现可以获得极好的立体视觉。一项回顾性横断面研究发现，对 7 岁以前、斜视时间少于 5 年、偏斜呈现间歇性的患者，成功矫正眼位增加了获得立体视觉的可能性和质量。

【解读】

PPP 指出婴儿期的持续性外斜视是早期手术的适应证，而间歇性外斜视的幼儿可推迟手术。目前对于间歇性外斜视的最佳手术年龄仍有争议。Jampolsky 等倾向于在视觉未成熟的婴儿延迟手术以避免发生过矫，在等待手术期间，他使用负镜加强融合或者使用交替遮盖避免抑制的发生[28]。其他的研究者如 Knapp 等主张早期手术治疗间歇性外斜视[29]。近年来，Baker 等通过比较研究提出间歇性外斜视的患儿于 4 岁后手术可获得较好的功能恢复[30]。Edelman 等报道在 4 岁之前进行外斜视手术后变为连续性内斜视的 24 名患儿中有 4 名发展为弱视，即使推迟手术至 4～6 岁，39 名患儿中也有 3 名发生弱视。在 5 岁之前进行外斜视手术后连续性内斜的患病率为 10%，因此多数学者建议推迟手术到至少 4 岁以后，过渡期间使用基底朝内的三棱镜或负镜加强双眼视[31]。当使用非手术治疗融合功能仍急剧恶化或者斜视为恒定性时，可考虑早期手术。

（3）手术方式

【PPP 中描述】

手术包括双眼外直肌后徙术，或者单眼外直肌后徙和内直肌截除术。一些术者喜欢在远距离斜视度大于近距离斜视度时采用双侧手术，在近距离斜视度大于远距离斜视度时采用单侧手术。当一眼的视力差时，一般在该眼上施行单侧手术。当 A 或 V 征伴有或不伴有明显的斜肌功能亢进时，倾向于采取双侧手术。双侧外直肌向上移位可改善 V 征，向下移位可改善 A 征。在外斜视中，小度数的垂直斜视一般不需要施行垂直肌手术。单侧的外直肌后徙可以矫正小度数的斜视。

虽然大多数的手术医生偏爱对称手术（如双眼外直肌后徙术），并根据远距离的斜视度决定后徙的量，但是单侧双条肌肉的手术（外直肌后徙和内直肌截除）也可以获得很好的效果。在最近一项临床试验中，197 名 3～11 岁的基本型间歇性外斜视儿童，随机进行双侧外直肌后徙术或单侧后徙 - 截除术。主要观察指标是手术结果欠满意的患者比例，所谓的手术结果欠满意是指看近或看远仍有 10△ 及以上的外斜视，看近或看远仍有 6△ 及以上的恒定外斜视，或者丢失两行或更多的立体视锐度。两组患者术后 6 个月至 3 年的手术结果欠满意的累积概率无明显统计学差异：双侧外直肌后徙术组的 46%（101 名患者中的 43 名）和单侧后徙 - 截除术组的 37%（96 名患者中的 33 名），组内的差异为 9%（$CI = -6\% \sim 23\%$）。双侧外直肌后徙术组在术后三年有 9 名（10%）的患者再次手术，单侧后徙—截除术组有 4 名（5%）患者再次手术。

【解读】

外斜视手术采取对称性还是非对称性手术取决于外斜视的分类。Burian 根据看近与看远斜视度数的差别，将间歇性外斜视分为基本型、真性分开过强型、假性分开过强型、集合不足型 4 种类型[32]。传统观点认为，真性分开过强型应根据看远斜视度数行双眼外直肌后徙术，此手术方式对看远斜视度数的矫正优于看近；基本型及假性分开过强型应行单眼外直肌后徙联合内直肌截除术，该术式对看远及看近斜视度数的矫正效果相同；而对于看近斜视度数大的集合不足型应行双眼内直肌截除术[33]。这是间歇性外斜视手术的基本原则，但近年来部分学者对其提出了新的观点。对不同类型间歇性外斜视手术的不同观点参见本章第三节。

（4）术后过矫的处理

【PPP 中描述】

一项小型随机对照试验（$n = 36$）发现单侧退截术较双侧手术的长期效果更佳。在手术后立即发生的内斜视会引起复视。一些研究报道这种过矫常常是暂时的，可能增加了获得满意的长期双眼正位的可能性，但是另一项研究报道在早期过矫之后得到的是可变的不能预测的结果。随访的时间可能会影响到眼位的报告。当连续性内斜视持续几周时，可以放置逐渐减少度数的临时压贴三棱镜。如果不成功，常常需要手术处理连续性内斜视。虽然大约80% 的患者可在双眼外直肌后徙术后 6 个月获得很好的正位，长期结果并不满意，随着时间延长常常会复发。处理儿童外斜视时，联合手术和非手术（视轴矫正 / 遮盖）治疗可能会提高效果。使用可调整缝线（较大儿童和成人）治疗不复杂的间歇性外斜视并没有改善效果。

【解读】

部分外斜视患者术后会产生短暂的内斜视，还有部分患儿因有远视，会产生短暂的调节性内斜视，则应予以足矫全部的远视屈光不正。外斜视患者术后产生内斜视，首先用阿托品散瞳验光，若有远视，给予足矫配镜。连续2 个月的连续性内斜视可造成双眼单视丧失，年幼者可发生单眼注视综合征及弱视，因此需早期干预。传统观点认为连续性内斜视早期可先行双眼交替遮盖；若过矫≥2 周，高 AC/A 型应予以双焦点眼镜；若过矫≥4 周，内斜度数≥6$^\triangle$，为消除复视避免弱视应采用基底向外的压贴三棱镜；若过矫≥6个月，内斜度数≥10$^\triangle$，需要再次手术治疗。曾行双眼外直肌后徙术者若无外转受限，通常再需行外直肌复位；曾行单眼退截术者可行对侧眼内直肌后徙联合外直肌截除术[16]。最近的一篇发表在 *Ophthalmology* 上的研究探讨三棱镜治疗外斜视患儿单眼退截术后连续性内斜视的效果，该研究给予外斜术后连续性内斜视 4 周以上且内斜度大于 5$^\triangle$的患儿三棱镜治疗，随访至少 2年。结果发现使用三棱镜治疗连续性内斜视每半年斜视度平均降低 2.9$^\triangle$，32% 的患儿一年可脱镜，71% 的患者在最后一次随访可获得良好的眼位，大多患者可以不用二次手术，仅 1 例患者（0.95%）因为过矫出现立体视觉的丢失[34]。另一篇研究发现双眼外直肌后徙术后的连续性内斜视，经过三棱镜治疗后内斜度数不断减少，在治疗三年后 82% 的患者可摘掉三棱镜，而无一例在随访期间因为过矫出现立体视觉受损[35]。这些研究均提示外斜视矫正术后连续性内斜视，通过保守治疗多数患者可以恢复正位，只有少部分患者经观察不能缓解才需要考虑再次手术干预。

8. 肉毒素注射

【PPP 中描述】

注射肉毒杆菌毒素至一条或多条眼外肌的化学去神经法可被用于起始、后续和辅助治疗。一项比较可调整缝线的肌肉手术和注射肉毒素治疗成人水平、非调节性眼位不正的随机临床试验（$n=30$，其中 20 例为外斜视）显示，肉毒素治疗的效果差于手术治疗（29% vs. 77%）。没有足够的证据推荐应用肉毒素治疗外斜视。

【解读】

随机临床试验的结果表明没有足够的证据推荐应用肉毒素治疗外斜视。但有小样本试验表明注射肉毒杆菌毒素可作为外斜视手术的补充手段，可在一定程度上增强手术的矫正程度。一项研究使用肉毒杆菌毒素注射至外直肌用于治疗经集合训练后仍有症状的集合不足型间歇性外斜视，治疗后 1 个月后所有患者的看近外斜视度数有明显改善（平均降低 30$^\triangle$），治疗后 6 个月后患者仍维持看近外斜的改善（平均降低 23$^\triangle$）[36]。另外阅读症状在治疗后第 1 个月（3 名患者中的 2 名）、第 6 个月（所有患者）、第 12 个月（4 名患者中的 3 名）均有明显改善，但是这个研究样本量过少（5 名患者），仍需进一步研究予以验证[37]。一项研究结果显示肉毒杆菌毒素治疗间歇性外斜视，短期内可改善患者的融合控制及看远、看近的斜视程度，但是该研究样本过少，并且缺乏随机对照研究证据[38]。

# 三、随访评估

【PPP 中描述】

外斜视的儿童需要进行随访评估，来监测偏斜程度与频率、视力和双眼视的情况。恒定的或者控制不好的外斜视或术后内斜视的幼儿处于发生弱视的危险之中，应当进行更为频繁的随诊。术后内斜视也会促使立体视觉的丧失。给予基底向外的三棱镜可以减轻或暂时性消除术后内斜视相关的复视。随诊评估的频率应根据儿童的年龄、视力情况以及对斜视的控制情况而定。对于具有很好融合控制的间歇性外斜视和没有弱视的儿童，常常为每 6 个月到 1 年随诊一次。一旦视功能发育成熟（即至 7~10 岁），眼科医师的检查频度可以减少。

【解读】

外斜视治疗的目标是恢复双眼视功能。对于术前无抑制和复视的患者，若显斜仅是偶尔出现，手术效果较长期恒定性斜视要好。虽然治愈的定义为重新建立融合，但是有很大比例的间歇性外斜视患者经治疗后仍存在轻度的双眼视异常。Baker 和 Davies 发现他们的患者中大部分经手术后仍有立体视觉的损伤[39]，Haase 和 de Decker 利用了一系列感知觉测试观察了 156 名间歇性外斜视术后患者，他们发现 32% 的患者有微小外斜视，50% 的患者有异常的双眼视觉，仅有 17% 的患者可达到完全的治愈[40]。对于外斜视，因为比较容易复发，我们应该进行随访和评估。患者术后若伴有持续存在的间歇性外斜视应再次手术，一些患者术后即刻出现明显的残余斜视，而部分患者在术后几个月甚至几年才会出现复发。有学者建议使用较残余度数大的基底向内压贴三棱镜来刺激集合从而降低外斜视，Hardesty 等强调在再次手术前使用三棱镜维持双眼融合[41]。外斜视手术过矫的发生比例从 6% 至 20% 不等。手术当天若出现较大过矫并有手术眼的运动受限，可能是由于机械性因素如内直肌过量切除或外直肌滑脱或丢失引起，需要立即进行手术干预。小度数的术后内斜视，大多为恒定性的，可予以观察随访。术后有 10$^{\triangle}$ 至 15$^{\triangle}$ 的内斜视可能会逐渐消失，但是大度数的内斜视有增大的趋势。不管是何种情况，再次手术至少要等待 6 个月，除非眼球转动有限制因素[42]。在等待手术期间，需要采取非手术措施维持融合和减少患者不适。小度数过矫的患者术后 2 周不采取治疗。如果此后复视仍然持续，暂时给予远视矫正至患者可以融合。如果这一治疗无效果，采用交替遮盖不仅可消除复视，并且可以降低连续性内斜视的度数。治疗持续性的连续性内斜视需要医生有耐心，因为术后度数自发性降低需要一段时间。Meyer E 等提出有下列因素时考虑再次手术：患者不愿接受非手术治疗；虽使用三棱镜斜视度无改善；使用三棱镜后斜视度增加；由于非共同性或眼球运动限制出现持续性复视。若无双眼视功能，非手术效果不确切，是否再次手术取决于患者意愿。

（文 雯 刘 红）

## 参考文献

1. Gunter K. von Noorden, Emilio C. Campos. Binocular Vision and Ocular Motility. Sixth Edition. 2002.

2. Landolt H. Behandlung der Divergenz durch uberkorrigie-rende Konkavglaser. *Klin Monbl Augenheilkd*, 1913, 51: 47.

3. Pediatric Eye Disease Investigator Group, Chen AM, Holmes JM, Chandler DL, Patel RA, Gray ME, Erzurum SA, Wallace DK, Kraker RT, Jensen AA A Randomized Trial Evaluating Short-term Effectiveness of Overminus Lenses in Children 3 to 6 Years of Age with Intermittent Exotropia. *Ophthalmology*, 2016, 123(10): 2127-2136.

4. Jampolsky A. Ocular deviations. *Int Ophthalmol Clin* 4: 567, 1964.

5. Caltrider N, Jampolsky A: Overcorrecting minus lens therapy for treatment of intermittent exotropia. *Ophthalmology*, 1983, 90(10): 1160-1165.

6. Kushner BJ. Does overcorrecting minus lens therapy for intermittent exotropia cause myopia? *Arch Ophthalmol* 117: 638, 1999.

7. Pediatric Eye Disease Investigator Group, Mohney BG, Cotter SA, et al. A randomized trial comparing part-time patching with observation for intermittent exotropia in children 12 to 35 months of age. *Ophthalmology*, 2015, 122(8): 1718-1725.

8. Pediatric Eye Disease Investigator Group, Cotter SA, Mohney BG, Chandler DL, Holmes JM, Repka MX, Melia M, Wallace DK, Beck RW, Birch EE, Kraker RT, Tamkins SM, Miller AM, Sala NA, Glaser SR. A randomized trial comparing part-time patching with observation for children 3 to 10 years of age with intermittent exotropia. *Ophthalmology*, 2014, 121(12): 2299-2310.

9. Scheiman M, Cotter S, Rouse M, Mitchell GL, Kulp M, Cooper J, Borsting E；Convergence Insufficiency Treatment Trial Study Group. Randomised clinical trial of the effectiveness of base-in prism reading glasses versus placebo reading glasses for symptomatic convergence insufficiency in childrn. *Br J Ophthalmol*, 2005, 89(10): 1318-1323.

10. Scheiman M, Gwiazda J, Li T. Non-surgical interventions for convergence insufficiency. *Cochrane Database Syst Rev,* 2011, 16; (3): CD006768.

11. Santiago AP, Ing MR, Kuchner BJ, et.al. Intermittent exotropia [M]/Rosenbaum AL, Santiago AP. Clinical strabismus management: principles and surgical techniques. Philadelphia: Saunders, 1999: 163-175.

12. Haggerty H, Richardson S, Hrisos S et.al. The Newcastle Control Score: a new method of grading the severity of intermittent distance exotropia. *Br J Ophthalmol*, 2004, 88(2): 233-235.

13. Buck D, Clarke MP, Haggerty H et.al. Grading the severity of intermittent distance exotropia: the revised Newcastle Control Score. *Br J Ophthalmol*, 2008, 92(4): 577.

14. Chia A, Roy L, Seenyen L. Comitant horizontal strabismus: an Asian perspective. *Br J Ophthalmol*, 2007, 91(10): 1337-1340.

15. Mohney BG, Holmes JM. An Office-based Scale for assessing control in intermittent exoropia. *Strabismus*, 2006, 14(3): 147-150.

16. 王利华，赵堪兴. 间歇性外斜视治疗中的热点问题. 中华眼科杂志，2015, 51 (6): 465-469.

17. 亢晓丽，韦严. 间歇性外斜视手术时机及术后目标眼位之我见. 中华眼科杂志，2011, 47 : 964-966.

18. Pritehard C. Intermettent extropia: how do they turn out? *Am Orthopt J*, 1993, 43(1): 60-66.

19. Kim C, Hwang Jm. "Largest angle to target" in surgery for intermittent exotropia. *Eye(Lond)*, 2005, 19(6): 637-642.

20. Kushner BJ. The distance angle to target in surgery for intermittent exotropia. *Arch Ophthalmol*, 1998 Feb；116(2): 189-194.

21. Gürlü VP1, Erda N. Diagnostic occlusion test in intermittent exotropia. *J AAPOS*, 2008, 12(5): 504-506.

22. Ohtsuki H, Hasebe S, Kono R, et.al Prism adaptation response is useful for predicting surgical outcome in selected types of intermittent exotropia. *Am J Ophthalmol*, 2001, 131(1): 117-122.

23. Dadeye S, Kamlesh, Naniwal S. Usefulness of the preoperative prism adaptation test in patients with intermittent exotropia. *J Pediatr Ophthalmol Strabismus*, 2003, 40(2): 85-89.

24. 林珊，李凤娇，王利华. 间歇性外斜视不同斜视度数测量方法的比较. 中华眼科杂志，2013, 49(7): 609-614.

25. Kushner BJ. Exotropia deviations: a functional classification and approach to treatment. *Am Orthopt J*, 1998, 48(1): 81-93.

26. Kushner BJ, Morton GV. Distance/near differences in intermittent exotropia. *Arch Ophthalmol*, 1998, 116(4): 478-486.

27. Kushner BJ. Diagnosis and treatment of exotropia with a high accommodation convergence-accommadation ratio. *Arch Ophthalmol*, 1999, 117(2): 221-224.

28. Jampolsky A: Management of exodeviations. In Strabismus. Symposium of the New Orleans Academy of Ophthalmology. St Louis, Mosby–Year Book, 1962.

29. Knapp P: Divergent deviations. In Allen JH, ed: Strabismic Ophthalmic Symposium Ⅱ. St Louis, Mosby–Year Book, 1958: 354.

30. Baker JD, Schweers M, Petrunak J: Is earlier surgery a sensory benefit in the treatment of intermittent exotropia?//Lennerstrand G. Advances in Strabismology. Proceedings of the Eighth Meeting of the International Strabismological Association, Maastricht, Dept. 10–12, 1998. Buren, The Netherlands, Aeolus Press, 1999: 289.

31. Edelman PM, Brown MH, Murphree AL, Wright KW: Consecutive esotropia ... then what? *Am Orthopt J*, 1988, 38: 111.

32. Burian HM, Spivey BE. The surgical management of exodeviations. *Am J Ophthalmol*, 1965, 59(4): 603-620.

33. Nelson LB, Olitsky. Harley's pediatric ophthalomogy.5th ed New York: Lippincott Williams & Wilkins, 2005: 158-162.

34. Eun Kyoung Lee, Jeong-Min Hwang. Prismatic correction of consecutive esotropia in children after a unilateral recession and resection procedure. *Ophthalomology*, 2013, 120(3): 504-511.

35. Lee EK, Yang HK, Hwang JM. Long-term outcome of prismatic correction in children with consecutive esotropia after bilaterallateral rectus recession. *Br J Ophthalmol*, 2015, 99(3): 342-345.

36. Ozkan SB, Topaloğlu A, Aydin S. The role of botulinum toxin A in augmentation of the effect of recession and/or resection surgery. *J AAPOS*, 2006 , 10(2): 124-127.

37. Saunte JP, Christensen T. Improvement in reading symptoms following botulinum toxin A injection for convergence insufficiency type intermittent exotropia. *Acta Ophthalmol*, 2015, 93(5): e391-392.

38. Etezad Razavi M, Sharifi M, Armanfar F. Efficacy of botulinum toxin in the treatment of

intermittent exotropia. Strabismus, 2014, 22(4): 176-181. doi: 10.3109/09273972.2014.962750. Epub 2014 Oct 14.

39. Baker JD. Monofixational intermittent esotro-pia. Arch Ophthalmol, 1979, 97(1): 93-95.

40. Haase W, Decker W de: Binokulare sensorische Defekte beim Strabismus divergens intermittens. Klin Monbl Augenheilkd 1981, 179(2): 81-84.

41. Hardesty HH, Boynton JR, Keenan JP. Treatment of intermittent exotropia. Arch Ophthalmol, 1978, 96(2): 268-274.

42. Meyer E, Noorden GK von, Avilla CW: Management of consecutive esotropia//Mein J, Moore S. Orthoptics: Research and Practice. London: H Kimptom, 1981: 236.

# 第三节 外斜视各论

## 一、婴儿型外斜视

【PPP 中描述】

婴儿型外斜视发生于 6 月龄之前，是持续的外斜视，许多特征与婴儿型内斜视相似，包括有限的双眼视潜能、下斜肌作用过强、分离性垂直性斜视。新生儿在生后 3～4 个月内常有间歇性外斜视；然而它很少是持续的。有神经发育迟缓的儿童可能从婴儿期就有持续的外斜视。婴儿型外斜视儿童有发生弱视的风险。一个有关婴儿期发病（先天性）的外斜视儿童的以临床为基础的研究发现约有一半患者与眼部或全身的异常相关联。

从长期来看，减少或防止如早产、母亲怀孕期间吸烟等因素，以及诊断和治疗近视眼和近视性屈光参差可能会降低外斜视的发病率。

【解读】

婴儿型外斜视临床并不常见。典型的婴儿型外斜视是出生后半年内的恒定性的大角度外斜视。婴儿出生 3～4 个月内可以出现外斜视，但表现为间歇性，随着婴幼儿注视反射的发育，多在 6 个月内消失而恢复正位，因此可以除外婴儿型外斜视。一些危险因素，如早产儿、神经系统发育异常、脑瘫、颅面畸形、母亲围产期吸烟以及滥用药物、斜视家族史等也可出现婴儿型外斜视[1]。近视以及屈光参差患者，在伴有双眼视功能异常时，更容易表现出显性的外斜视[2,3]。因此，通过控制上述危险因素，矫正异常的屈光状态，可能降低外斜视的发病率。

先天性外斜视患儿在临床诊断时需排除中枢病变以及眼底病变等器质性病变引起的知觉性外斜视。婴儿型外斜视由于表现为恒定性大角度斜视，融合功能预后不良，严重影响双眼视功能的发育，相对于间歇性外斜视很少发生弱视，婴儿型外斜视容易发生弱视，可在 6 月龄后接受手术治疗[4]，手术治疗方式同间歇性外斜视（参见间歇性外斜视章节）。


## 二、间歇性外斜视


【PPP 中描述】

典型的外斜视是间歇性的，常在 3 岁以前发病，但首次确诊可能已经在儿童期的后期。偶而发生轻度弱视，间歇性外斜视发生严重的弱视是不常见的。当疲劳、未集中注意力看东西时或者患病时，由于融合代偿机制减退，会显现出斜视。患者在明亮光线下可能会闭上一只眼。偏斜眼的物像通常被抑制，患者常常不会报告有复视。通常仅有一只眼被抑制，并自发偏斜。偶尔发生轻度弱视，但是由于是间歇性斜视，因此发生严重弱视并不常见。

【解读】

间歇性外斜视不同于隐性外斜视，前者隐性斜视常被自发的融合集合功能破坏而表现为显斜，而后者可以通过双眼的融合集合功能一直保持正位。间歇性外斜视的发病年龄多在 6 个月～3 岁之间，只是由于早期斜视表现呈现间歇性，加上儿童检查不易配合，患儿父母很难察觉，具有很强的隐蔽性，故一般不易在此年龄段确诊。大多数间歇性外斜患者在非显性斜视时，双眼中心凹融合，有很好的立体视觉（40～60 秒），只有极少部分患者表现单眼注视，不能形成中心凹融合，另一眼被抑制，非注视眼发展为弱视。间歇性外斜视区别于其他斜视的临床特征在于：①在疲劳、注意力不集中、感冒或者发呆的时候更容易表现出斜视，而对于成人患者在摄入过多酒精饮料或者服用镇静剂的时候也会表现出来；②在间歇性外斜儿童中，虽然可以在眼球正位的时候有很好的双眼视功能，却很少在眼位偏斜时出现复视，这可能是偏斜眼被抑制所致，而新发的成人却更容易出现复视的主诉[5]；③间歇性外斜患者常在强光下喜闭单眼，原因可能是间歇性外斜患者在户外注视远处物体时，缺乏近视标刺激集合，而且明亮的光线影响融合功能，患者为了避免出现复视而使用单眼注视。

（一）患病率和危险因素

【PPP 中描述】

人群中约有 1% 的人发生外斜视；最常报告的外斜视类型是间歇性外斜视。外斜视与早产儿、围产期发生疾病、遗传性疾病、胎前不良环境的影响如母亲滥用药品和吸烟斜视家族史、女性、散光、双眼散光参差相关联。美国的一项小规模、回顾性、以人群为基础的队列研究发现在女孩中发生间歇性外斜视的概率是男孩的 2 倍。

【解读】

西方斜视病例中 25% 为外斜视，而在亚洲国家这一比例高达 72%[6]。间歇性外斜视也是临床最常见的外斜视类型，占所有外斜视患者的 50%～90%[7]。我国现有的流行病学调查显示，间歇性外斜视的发病率为 3.42%～3.9%[8, 9]，比国外的 1%～3% 的发病率高[10]。在发病性别分布上，文献报道女孩比男孩高发，女孩更多见于 10 岁前发病，男孩在青春期更易出现[11, 12]。

（二）治疗理由

【PPP 中描述】

治疗外斜视的潜在益处包括促进建立双眼视和维持每只眼的正常视功能。正常的双眼眼位可以促进发展正面的自我印象。眼位异常的外观会损害自我印象与社交关系，并减少就业机会。在一项研究中，5 岁或以上的儿童对内斜视或外斜视的玩偶表示出负面的知觉。在另一项研究中，小学老师对有内斜视和外斜视儿童的个人印象要比正视儿童更为负面。在多种族小儿眼病研究征集的儿童样本中，基于家长代表的报告，在学前儿童中斜视与全身健康相关的生活质量相关联。在斜视手术后，成人报告增加了自信、自尊和改善了人际关系。有证据表明，外斜的严重程度负面影响儿童和（或）其父母的生活质量，手术治疗可以对儿童的生活质量产生正面影响。一项比较手术和主动监控的随机试验的初步结果显示，被随机分配到手术组的儿童在生活质量评估中有明显更好的心理和视功能评分。

【解读】

间歇性外斜视患儿在发病初期表现为注视远方时出现外斜视，而看近时仍可维持正常眼位和双眼单视功能，但随着病情进展，其颞侧视网膜会逐渐发生抑制，形成抑制性暗点，如果不及时进行手术干预，则可继续发展为恒定性外斜视而最终完全丧失双眼单视功能。没有良好的双眼视功能将不能胜任对精细视觉要求较高的职业，就业范围受到限制。此外，外斜视患者若长期不进行治疗，会影响日常的社交活动，会被别人误认为不尊敬对方或者注意力不集中，并受到别人的另眼相待，长期将产生心理疾患。青少年儿童若从小出现斜视而不予以纠正，可能在青春期影响正常的身心发育，变得孤僻或自卑。因此，斜视的治疗不仅能帮助重建或恢复双眼视功能、具有美容效果，还能显著提高斜视患者的生活质量，增加他们的自信心。本册增加了外斜视对儿童身心健康的负面影响的内容，强调手术干预可以使儿童生活质量以及视功能得到显著改善。

（三）病史

【PPP 中描述】

病史应当包括清醒时出现眼位不正常的时间比例，是否有能力控制眼的偏斜，眼位偏斜是什么时候发生的（即劳累、生病或观看远距离物体的时候）。另外，任何眼球的交替运动或一眼向外漂动的病史都是有帮助的。

【解读】

外斜视的融合控制能力是评估间歇性外斜视病情严重程度的一项重要指标，眼位控制不良是间歇性外斜视加重的征兆，也是用于临床判断手术适应证的重要依据之一。因此，病史询问和诊室检查中需要对眼位的控制能力做出评估。Haggerty 等 [13] 提出了间歇性外斜视的纽卡斯尔眼位控制能力评分标准（Newcastle Control Score）。Chia 等将间歇性外斜视患者的眼位控制能力分为控制力良好、控制力中等和控制力不良 3 个级别 [6]。Mohney 和 Holmes 等提出了间歇性外斜视患者在诊室检查时的眼位控制能力分级方法，将患者看远与看近的眼位控制能力分为 6 个等级，控制能力 3 级及以上者需行手术治疗，而对于有良好融合控制力的幼儿可以不行手术随访观察 [14]。详细内容请参考本章第二节相关内容。临床上需要注意的是，不同的随访时间或即使是同一次随访，所得到的患者的融合控制力也会有实质性不同，在评估间歇性外斜视的手术时机时，明确患者外斜视的发生频率要比明确斜视度数更为重要。

（四）治疗选择

【PPP 中描述】

下列是目前所用的治疗。其中一些治疗正在进行随机临床试验评估。包括：①矫正屈光不正；②刺激调节性集合（对近视眼过矫或对远视眼欠矫）；③遮盖（抗抑制）疗法；④弱视治疗；⑤三棱镜疗法；⑥对集合功能不足者进行集合训练；⑦眼外肌手术；⑧肉毒杆菌毒素 A 注射。

【解读】

间歇性外斜视的治疗包括保守治疗和手术治疗。保守治疗方式的选择以及手术时机详细参见本章第二节。本部分重点解读间歇性外斜视的手术治疗。

【PPP 中描述】

手术包括双眼外直肌后徙术，或者单眼外直肌后徙和内直肌截除术。一些术者喜欢在远距离斜视度大于近距离斜视度时采用双侧手术，在近距离斜视度大于远距离斜视度时采用单侧手术。当一眼的视力差时，一般在该眼上施行单侧手术。当 A 或 V 征伴有或不伴有明显的斜肌功能亢进时，倾向于采取双侧手术。双侧外直肌向上移位可改善 V 征，向下移位可改善 A 征。在外斜视中，小度数的垂直斜视一般不需要施行垂直肌手术。单侧的外直肌后徙可以矫正小度数的斜视。

虽然大多数的手术医生偏爱对称手术（如双眼外直肌后徙术），并根据远距离的斜视度决定后徙的量，但是单侧双条肌肉的手术（外直肌后徙和内直肌截除）也可以获得很好的效果。在最近一项临床试验中，197 名 3 ~ 11 岁的基本型间歇性外斜视儿童，随机进行双侧外直肌后徙术或单侧后徙 - 截除术。主要观察指标是手术结果欠满意的患者比例，所谓的手术结果欠满意是指看近或看远仍有 10$^\triangle$ 及以上的外斜视，看近或看远仍有 6$^\triangle$ 及以上的恒定内斜视，或者丢失两行或更多的立体视锐度。两组患者术后 6 个月至 3 年的手术结果欠满意的累积概率无明显统计学差异：双侧外直肌后徙术组的 46%（101 名患者中的 43 名）和单侧后徙 - 截除术组的 37%（96 名患者中的 33 名），组内的差异为 9%（$CI = -6\% \sim 23\%$）。双侧外直肌后徙术组在术后 3 年有 9 名（10%）的患者再次手术，单侧后徙 - 截除术组有 4 名（5%）患者再次手术。

【解读】

外斜视手术的目的是使得患者在看远或看近时均达到双眼正位。最常采用的术式有：①非对称性手术：单眼外直肌后徙联合内直肌缩短术（unilateral recess-resection，RR）和单眼外直肌后徙术；②对称性手术：双眼外直肌后徙术（bilaterallateral rectus recession，BLR）。也可联合调节缝线。

1. 基本型间歇性外斜视　看远和看近斜视度大致相等。RR 与 BLR 两种术式均可用于治疗基本型间歇性外斜视，但学者们的认识不尽相同。Budan 和 Spivey 认为，RR 对于看远与看近时斜视度的矫正是相同的，更适合基本型间歇性外斜视[15]。Wang 等对 85 例基本型间歇性外斜视患者进行研究，其中 38 例行 BLR 手术，47 例行 RR 手术，术后平均随访（14.8±9.5）个月。BLR 手术成功率为 65.8%，欠矫率为 26.7%；RR 手术成功率为

85.1%，欠矫率为 6.4%；手术成功率与欠矫率 RR 术式更优于 BLR 术式，但过矫率二者无差别[16]。非对称手术（RR）可能会造成眼球在水平方向的不平衡，术后术眼向颞侧运动时不能完全到位，这可能造成一种持续性的侧方复视[16]。Yang 等回顾性分析了 213 例间歇性外斜视患者，结果在术后 1 年和 2 年，BLR 和 RR 在斜视度数、欠矫率、过矫率等方面比较并无差别，但在术后半年 BLR 手术成功率优于 RR，术后 3 年 RR 优于 BLR[17]。在最近的一篇 meta 分析研究中，认为基本型间歇性外斜视患者，RR 手术要优于 BLR 手术[18]。新版 PPP 中增加 2017 年儿童眼病研究小组（Pediatric Eye Disease Investigator Group，PEDIG）的研究报道成果[19]，发现 197 例 3 ~ 11 岁基本型间歇性外斜患者在随机采用 BLR 或 RR 手术方式治疗后，术后 6 个月和 3 年时"不理想的手术结果"的累积概率在两组之间无显著性差异，据此认为 BLR 或 RR 均可作为间歇性外斜视首次手术治疗的合理方案。

2. 集合不足型外斜视　看近外斜度大于看远外斜度（$\geqslant 15^{\triangle}$）。传统观点认为，集合不足型间歇性外斜视患者应采用 BLR 手术，手术成功率为 27% ~ 67%[20,21]，传统 RR 手术这类患者手术成功率 18% ~ 92%[15,22]。Kraft 等和 Choi 等采用改良的 RR 术（内直肌的截除量比外直肌的后退量多 1 ~ 2mm）治疗集合不足型患者，发现该术式可有效减小看远及看近斜视度数和远近斜视度数差别，且远期过矫率低[23,24]。在 Wang 等[25] 的研究中，术后半年 BLR 的成功率为 42.9%，改良的 RR 手术成功率为 87.5%。他们认为这种改良的 RR 手术要优于传统的 BLR 手术与 RR 手术。

3. 分开过强型外斜视　看远斜视度大于看近斜视度（$\geqslant 15^{\triangle}$）。此型分真性和假性分开过强型，大多数属于假性分开过强型，真性分开过强型外斜视临床非常少见。

（1）真性分开过强型：Kushner 研究发现，在真性分开过强型患者中，约 60% 患者 AC/A 偏高，约 40% 患者 AC/A 正常[26]。当远距离的斜视角超过近距离的斜视角，以及将 −2.00D 镜片附加在原屈光矫正度后远距离斜视角明显减少时，可以诊断为高 AC/A 比值。若按看远斜视度数设计手术量，伴有高 AC/A 的患者术后 75% 看近会过矫，而正常 AC/A 的患者术后疗效良好。对伴有高 AC/A 的患者给予配戴过矫负球镜的双焦点眼镜以刺激调节性集合，通常疗效要好于手术治疗，否则术后可能发生连续性内斜视、复视和近距离注视时眼疲劳。Hatt 和 Gnanaraj 的 meta 分析也明确指出，在分开过强型间歇性外斜视患者中 BLR 手术要优于 RR 手术[18]。

（2）假性分开过强型：有些外斜视虽然表现看远斜视度要大于看近斜视

度，但在遮盖单眼 1 小时后，看远和看近斜视度基本相等，甚至看近大于看远斜视度，此型为假性分开过强型。由于假性分开过强型经诊断性遮盖后表现为基本型外斜视，所以术式应按照基本型进行选择，对其非主导眼行 RR 术 [15, 27]。而 Kushner 对 68 例假性者施行双眼外直肌后徙术，术后随访 1 年，其中 55 例（80%）眼位正位，认为假性分开过强型与基本型的发病机制不同，行双眼外直肌后徙术可有效矫正假性分开过强型的外斜视 [28]。

关于间歇性外斜视手术的目标尚存在争议，王利华和赵堪兴在结合国内外文献基础上提出 [29]：① 对于年龄<4 岁的年幼儿童，因其双眼单视功能尚未发育成熟，大脑视皮质有较大可塑性，若术后过矫超过一定时间，则会形成抑制性暗点，继而发生单眼注视综合征和弱视，破坏双眼单视功能，因此应按正位设计手术；②对于 4 ~ 10 岁的患儿，术后早期应适当过矫，行双眼外直肌后徙术者可过矫 10 ~ 15$^\triangle$，行单眼退截术者可少量过矫（<10$^\triangle$），通常情况下，过矫持续 10 天至 3 周会自然消失；③对于 10 岁以上的患者，因其大脑视皮质的发育已基本成熟，抑制不再继续进展，术后可小度数欠矫（<10$^\triangle$），以缓解症状并改善外观。

间歇性外斜视可以合并斜肌功能亢进而表现有 A/V 征。对于这些病例，必要时对亢进的斜肌行减弱术，或者通过将水平肌肉止端向上或向下移位来矫正 A/V 征。水平肌肉移位的方向是外直肌朝向 A/V 征的开口方向移位，内直肌则向 A/V 征的顶端方向移位。比如外直肌向上移位治疗 V 征，向下移位治疗 A 征，内直肌则是向上移位治疗 A 征，向下移位治疗 V 征。对于存在上斜肌功能亢进的 A 征患者，因为上斜肌断腱术可能导致继发的上斜肌麻痹而发生难治性旋转复视，所以上斜肌断腱术需慎重。对于间歇性外斜视患者合并小度数垂直斜视的病例，可以不用处理垂直斜视，通常外斜矫正术后垂直斜视自然消失。

关于间歇性外斜视术后过矫的处理，请参考本章第二节相关内容。

## 三、集 合 不 足

【PPP 中描述】

典型表现为有集合不足的较大儿童和十多岁的孩子在近距离注视时有间歇性外斜视，集合融合幅度减少，集合的近点变远，近距离工作时发生眼疲劳。

【解读】

1862 年 Von Graefe 首先定义了集合不足的概念。集合不足是指从远处向近处视物的时候，不能维持正常的集合而聚焦在目标上。症状可以最先在青少年时期出现，包括视疲劳、阅读困难、近视力模糊以及复视。交替遮盖可以发现看近隐性斜视而看远眼球正位。看近隐性斜视常被打破表现为显性斜视，特别是长时间的近距离工作之后。当显性斜视时，大多数患儿会有复视，而部分患儿由于抑制而不表现复视。即使不表现为复视的患儿，也可以出现视疲劳症状。

集合不足患者的集合近点（near point of convergence，NPC）明显增加。正常 NPC 值为 5～10cm，而集合不足患者的 NPC 介于 10～30cm 之间，甚至大于 30cm。集合不足患者还表现为融合性集合幅度的降低，小于 20$^\triangle$，低于 30$^\triangle$～35$^\triangle$ 的正常值。

集合不足患者的最有效治疗方法就是正位视觉训练来增加集合功能。临床上有许多训练方式如基底朝内棱镜、在家做集合训练（或美国的 pencil push-ups 训练）、在家做集合训练结合医院的视觉训练 / 视轴矫正训练来治疗集合不足[30]。视轴矫正训练的具体机制尚不明，假说认为训练可以提高融合和集合的能力，因此可缓解与集合不足相关的不适症状。可以改善集合不足型外斜视和小度数至中等度数外斜视患者（≤20$^\triangle$）的融合控制，来达到加强融合性集合幅度的目标。集合不足型（看近时外斜角度较大）和看近时（典型为阅读时）有眼疲劳症状的患者是施行视轴矫正训练疗法的合适对象。如果集合近点较远，在调节目标上施行集合近点训练是有用的。一旦集合近点改善，基底向外三棱镜的集合训练可能有效。当症状减轻后训练可逐渐减少，而当症状再次出现时可再训练。

集合不足治疗临床试验（Convergence Insuffciency Treatment Trial，CITT）研究组，由 100 多名眼科医生、视光师、视轴矫正师组成，完成了四项 CITT 临床试验，旨在探讨上述集合不足非手术治疗方式的有效性。在家里的集合近点训练（home-based convergence exercises）由 Duke-Elder 在 1973 年提出，该训练用于改善集合近点，简单的操作是患者注视一臂远的目标，然后缓慢将目标向面部移近，始终保持双眼注视。这一训练每天重复多次。在两项 CITT（2005 年，2008 年）中，利用铅笔作为移动的目标（pencil push-ups），目的是将铅笔移动到距离眉毛 2cm 至 3cm，尽量保持目标为清晰的单像；每天训练 15 分钟，每周训练 5 天。在家里的电脑视轴矫正训练（home-based computer vergence/accommodative exercises）是利用促进

集合和发散幅度和调节能力的软件给予训练。一项大规模的 CITT 临床试验
（2008 年）采用在家里的电脑视轴矫正训练，即家庭治疗系统（Home
Therapy System，HTS /CVS；www.visiontherapysolutions.com），患者需要完
成每天 5 分钟的 pencil push-ups 训练和每天 15 分钟的 HTS 训练。门诊视轴
矫正训练是指一系列的由眼科专业人员制定并实施的训练行为。它包括有目
的调控目标模糊、差异和接近训练，以期使调节和集合及它们的相互作用正
常化。两项 CITT 临床试验（2005 年，2008 年）患者接受每周 60 分钟的门
诊视轴矫正训练，并附加每天 15 分钟、每周 5 天的家庭治疗。CITT 试验表
明对于有临床症状的集合不足患儿，门诊视轴矫正训练联合家庭强化较以家
庭为基础的集合近点训练和以家庭为基础的电脑视轴矫正训练更为有效。另
外以家庭为基础的电脑视轴矫正训练对改善集合近点和融合性集合的效果较
以家庭为基础的集合近点训练更佳，但是两者在改善症状上无差异。对于集
合不足的年轻成年患者，研究表明门诊视轴矫正训练联合家庭强化较以家庭
为基础的集合近点训练和以家庭为基础的电脑视轴矫正训练更为有效。

（刘　睿　刘　红）

## 参考文献

1. Hunter DG, Ellis FJ. Prevalence of systemic and ocular disease in infantile exotropia:
comparison with infantile esotropia. *Ophthalmology*, 1999, 106(10): 1951-1956.

2. Ekdawi NS, Nusz KJ, Diehl NN, et al. The development of myopia among children with
intermittent exotropia. *Am J Ophthalmol*, 2010, 149(3): 503-507.

3. 谢芳，张伟，郭新等. 间歇性外斜视合并屈光不正患者集合与调节比率分析. 中
华眼科杂志, 2014, 50(7): 489-493.

4. Wright KW, Spiegel PH, Thompson LS. Handbook of Pediatric Strabismus and
Amblyopia. 2ed. New York: Springer Science+Business Media, Inc, 2006: 281.

5. Joosse MV, Esme DL, Schimsheimer RJ, et al. Visual evoked potentials during
suppression in exotropic and esotropic strabismics: strabismic suppression objectified. *Graefes
Arch Clin Exp Ophthalmol*, 2005, 243(2): 142-150.

6. Chia A, Roy L, Seenyen L. Comitant horizontal strabismus: an Asian perspective. *Br J
Ophthalmol*, 2007, 91(10): 1337-1340.

7. Nusz KJ, Mohney BG, Diehl NN. The course of intermittent exotropia in a population-
based cohort. *Ophthalmology*, 2006, 113(7): 1154-1158.

8. Pan CW, Zhu H, Yu JJ, et al. Epidemiology of Intermittent Exotropia in Preschool
Children in China. *Optom Vis Sci*, 2016, 93(1): 57-62.

9. Fu J, Li SM, Liu LR, et al. Prevalence of amblyopia and strabismus in a population of 7th-grade junior high school students in Central China: the Anyang Childhood Eye Study (ACES). *Ophthalmic Epidemiol*, 2014, 21(3): 197-203.

10. Donnelly UM, Stewart NM, Hollinger M. Prevalence and outcomes of childhood visual disorders. *Ophthalmic Epidemiol*, 2005, 12(4): 243-250.

11. Govindan M, Mohney BG, Diehl NN, et al. Incidence and types of childhood exotropia: a population-based study. *Ophthalmology*, 2005, 112(1): 104-108.

12. Nusz KJ, Mohney BG, Diehl NN. Female predominance in intermittent exotropia. *Am J Ophthalmol*, 2005, 140(3): 546-547.

13. Haggerty H, Richardson S, Hrisos S, et al. The Newcastle Control Score: a new method of grading the severity of intermittent distance exotropia. *Br J Ophthalmol*, 2004, 88(2): 233-235.

14. Mohney BG, Holmes JM. An office-based scale for assessing control in intermittent exotropia. *Strabismus*, 2006, 14(3): 147-150.

15. Burian HM, Spivey BE. The surgical management of exodeviations. *Am J Ophthalmol*, 1965, 59: 603-620.

16. Wang L, Wu Q, Kong X, et al. Comparison of bilateral lateral rectus recession and unilateral recession resection for basic type intermittent exotropia in children. *Br J Ophthalmol*, 2013, 97(7): 870-873.

17. Yang X, Man TT, Tian QX, et al. Long-term postoperative outcomes of bilateral lateral rectus recession vs unilateral recession-resection for intermittent exotropia. *Int J Ophthalmol*, 2014, 7(6): 1043-1047.

18. Hatt SR, Gnanaraj L. Interventions for intermittent exotropia. *Cochrane Database Syst Rev*, 2013, (5): CD003737.

19. Donahue S, Chandler DL, Holmes JM. Pediatric Eye Disease Investigator Group (PEDIG).Randomized trail comparing bilateral rectus recession versus unilateral recess-resect for basic-type intermittent exotropia. *J AAPOS*, 2017, 21: e7-e8.

20. von NGK. Resection of both medial rectus muscles in organic convergence insufficiency. *Am J Ophthalmol*, 1976, 81(2): 223-226.

21. Hermann JS. Surgical therapy of convergence insufficiency. *J Pediatr Ophthalmol Strabismus*, 1981, 18(1): 28-31.

22. Choi DG, Rosenbaum AL. Medial rectus resection(s)with adjustable suture for intermittent exotropia of the convergence insufficiency type. *J AAPOS*, 2001, 5(1): 13-17.

23. Choi MY, Hyung SM, Hwang JM. Unilateral recession-resection in children with exotropia of the convergence insufficiency type. *Eye (Lond)*, 2007, 21(3): 344-347.

24. Kraft SP, Levin AV, Enzenauer RW. Unilateral surgery for exotropia with convergence weakness. *J Pediatr Ophthalmol Strabismus*, 1995, 32(3): 183-187.

25. Wang B, Wang L, Wang Q, et al. Comparison of different surgery procedures for convergence insufficiency-type intermittent exotropia in children. *Br J Ophthalmol*, 2014, 98(10): 1409-1413.

26. Kushner BJ. Exotropic deviations: A functional classification and approach to treatment. *American Orthoptic Journal*, 1988, 38: 81-93.

27. Von Noorden GK. Ocular Vision And Ocular Motility: Theory and Management of Strabismus. 2002: 361-369.

28. Kushner BJ. Selective surgery for intermittent exotropia based on distance/near differences. *Arch Ophthalmol*, 1998, 116(3): 324-328.

29. 王利华，赵堪兴. 间歇性外斜视治疗中的热点问题. 中华眼科杂志，2015, 51(6): 465-469.

30. Scheiman M, Gwiazda J, Li T. Non-surgical interventions for convergence insufficiency. *Cochrane Database Syst Rev*, 2011, (3): CD006768.

# 第四节　病例分析

病例 1：假性分开过强型外斜视

患者，男，8 岁，主诉：家长发现眼位偏斜 2 年。

现病史：2 年前，家长发现患儿注意力不集中时出现外斜视，且渐加重，为进一步诊治来院。

既往史：无特殊，足月顺产。

眼部检查：视力 右 1.0，左 1.0，双眼角膜明，前房深度正常，瞳孔圆，对光反应灵敏，晶状体透明，眼底检查未见异常。

眼位检查：角膜映光 −15°，可控正位，交替遮盖外动。

三棱镜加交替遮盖检查结果如下：

|  | 33cm | 6m |
| --- | --- | --- |
| REF | $-30^{\Delta}$ | $-50^{\Delta}$ |
| LEF | $-30^{\Delta}$ | $-50^{\Delta}$ |

单眼遮盖后重复三棱镜加交替遮盖检查结果如下：

|  | 33cm | 6m |
| --- | --- | --- |
| REF | $-60^{\Delta}$ | $-50^{\Delta}$ |
| LEF | $-60^{\Delta}$ | $-50^{\Delta}$ |

解析：该患者遮盖前三棱镜加遮盖检查，视远斜视度明显大于视近斜视度，而遮盖单眼 30 分钟后进行检查，视近斜视度增大，超过视远斜视度，

为假性分开过强型间歇性外斜视。通过此患者可见，进行诊断性遮盖试验后检查，手术方式的选择和手术量的计算都发生了变化，按照诊断性遮盖试验后的检查结果进行手术设计可以降低术后欠矫。

病例 2：婴儿型外斜视

何某某，男，2 岁，于 2018 年 1 月 12 日就诊。主诉：出生后 3 个月发现眼向外偏斜。

现病史：父母诉患儿出生后 3 个月发现左眼持续外斜，至此次就诊前无明显改善，为进一步诊治来医院就诊。

既往史：无特殊，足月顺产。

眼部检查：视力 Vod：视力不配合，检影验光 +1.75DS，Vos：视力不配合，检影验光 +1.50DS/−0.75DC × 180。双眼屈光介质透明，眼底检查未见异常。

眼位检查（图 5-2）：

| | | | 33cm | 6m |
|---|---|---|---|---|
| 眼位检查 | SC | REF | −80$^{\triangle}$ | −80$^{\triangle}$ |
| | SC | LEF | −80$^{\triangle}$ | −80$^{\triangle}$ |
| 角膜映光 | −25° | | | |
| 主斜眼 | 双眼交替斜 | | | |
| 注视性质 | 双眼交替注视 | | | |
| 眼球运动 | 眼球运动检查欠配合，大致正常 | | | |
| 代偿头位 | 无 | | | |

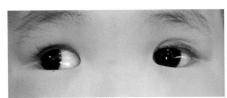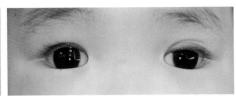
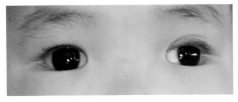

图 5-2　患儿水平眼位（侧方注视以及正前方）

诊断：婴儿型外斜视。

诊断要点：患儿自幼出现大角度恒定性外斜视，眼球运动大致正常，考虑为婴儿型外斜视。婴儿型外斜视需要与 Duane Ⅱ 型眼球后退综合征和先天性眼外肌纤维化相鉴别。后两者均属于先天性脑神经异常支配性疾病（congenital cranial dysinnervation disorders，CCDDs）。Duane Ⅱ 型眼球后退综合征主要表现第一眼位外斜视，内转不能或明显受限。当患者企图内转时眼球后退和睑裂缩小，与展神经核异常发育有关。先天性眼外肌纤维化与动眼神经和滑车神经核团的异常发育和支配有关，引起动眼神经和滑车神经支配的多条眼外肌发育及运动异常。可表现为大角度的外斜视和下斜视，伴有双侧上睑下垂，眼球运动受限。

解析：本例患者为典型的婴儿型外斜视。由于婴儿型外斜视发生在出生早期，且多为大角度恒定性外斜视，因而患者双眼视功能不良。因此多数学者建议在知觉异常建立之前早期手术矫正眼位，为双眼视功能的发育创造良好条件。本例患者无明显的屈光异常，双眼能交替注视，但是患者由于恒定性外斜视，故需尽早手术，以促进双眼视的发育。术后需要定期随访视力和眼位，防止术后可能过矫而诱发新的弱视。

病例 3：间歇性外斜视（基本型）

邓某某，女，6 岁，于 2017 年 1 月 10 日就诊。主诉：3 岁时发现眼位偏斜，近 1 年来逐渐明显。

现病史：患儿 3 岁时被发现走神时眼位偏斜，发病初期能控制，近 1 年来父母诉患儿出现外斜频率增加，难以控制正位，为进一步诊治来医院就诊。

既往史：无特殊，足月顺产。

眼部检查：视力 Vod：0.8，+0.75DS＝0.9，Vos：0.8，+1.0DS＝0.9。双眼屈光介质透明，眼底检查未见异常。

眼位检查（图 5-3）：

| | | | 33cm | 6m |
|---|---|---|---|---|
| 眼位检查 | SC | REF | $-90^{\triangle}$ | $-80^{\triangle}$ |
| | SC | LEF | $-90^{\triangle}$ | $-80^{\triangle}$ |
| 角膜映光 | $-25°$ | | | |
| 主斜眼 | 左眼主斜 | | | |
| 注视性质 | 中心注视 | | | |
| 眼球运动 | 双眼运动未见异常，双眼正位控制力差 | | | |
| 代偿头位 | 无 | | | |

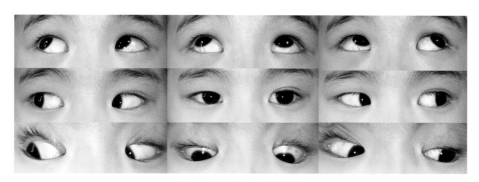

图 5-3 患儿的九方位眼位图

诊断：间歇性外斜视（基本型）。

诊断要点：逐渐出现间歇性的眼位外斜，控制力下降，发作频率增加。需与下列疾病鉴别：

1. 知觉性外斜视 由于稍大年龄发生单眼视力差造成外斜视，有其他原发疾病史可以追溯。本患者双眼视力正常，可以排除该诊断。

2. 动眼神经麻痹性斜视 患侧出现不同程度的上睑下垂，瞳孔可以扩大，对光反射消失，眼球外下斜视位，上下转动和内转均有不同程度受限。本例患者不符合以上特征，可以排除。

3. 婴儿型外斜视 6 月龄之前发病，表现为恒定性的大角度外斜视。本病患者发病较迟，斜视表现为可控制的间歇性外斜，因此可以排除。

解析：间歇性外斜视的临床特征主要表现为：①注视远处物体时出现间歇性或恒定性外斜视，看近时可以维持正常的眼位和双眼视功能，随病情进展出现斜视的持续时间和频率均增加，注视近处目标也可出现外斜，本例即是；②间歇性外斜视早期可以较长时间保持眼球正位，维持良好的双眼视功能，所以一般很少出现弱视，儿童在强光下常喜欢闭单眼，可能与单眼视被破坏有关；③患者由于维持正常眼位需要代偿性融合功能被激活，容易诱发视疲劳相关症状，患者在注意力不集中、疲劳、走神的时候容易出现一眼外斜。

该患儿由于斜视呈现加重趋势，眼位控制差，治疗首选手术治疗。手术方案选择主斜眼的退截手术方式。术后需要对患者的双眼视功能进行评估和随访，必要时可以进行双眼视功能的训练，帮助重建双眼视功能。

**病例 4：间歇性外斜视手术后的连续性内斜视**

患者徐某某，女，9 岁，主诉：家长发现眼位偏斜 2 年。

现病史：2 年前，家长发现患者走神时出现眼位向外偏斜，近 1 年来家长发现其外斜频率增加，为进一步诊治来医院就诊。

既往史：无特殊，足月剖宫产。

眼部检查：双眼视力：1.0。双眼屈光介质透明，眼底检查未见异常。

眼位检查：

|  |  | 33cm | 6m |
|---|---|---|---|
| 三棱镜 + 交替遮盖法 | REF | $-40^\triangle$ | $-40^\triangle$ |
|  | LEF | $-40^\triangle$ | $-40^\triangle$ |
| 映光法 |  | $-15°$ |  |

右眼主斜，双眼运动未见异常，无代偿头位，Titmus：60 弧秒。

诊断：间歇性外斜视。

手术设计：双眼外直肌后徙 7mm。

术后第 1 天即有复视，术后 1 个月复查，复视仍未消失。

眼位检查：

|  |  | 33cm | 6m |
|---|---|---|---|
| 三棱镜 + 交替遮盖法 | REF | $+25^\triangle$ | $+25^\triangle$ |
|  | LEF | $+25^\triangle$ | $+25^\triangle$ |
| 映光法 |  | $+10°$ |  |

解析：复视不仅严重影响患者的生活和学习，而且长期发展会引起单眼抑制和弱视。考虑患者年龄较小，无法配合局麻手术，全麻手术存在欠矫和过矫的可能，建议三棱镜治疗。双眼各给予底向外 $8^\triangle$，复视消失。

三棱镜治疗目前在外斜视手术后的连续性内斜视和伴有复视的其他类型内斜视应用较多。这是一例间歇性外斜视手术后连续性内斜视，如果不处理，可以引起复视、双眼视功能的损害和弱视。如果再次手术，由于这类患者通常是儿童，无法很好配合局麻下调整缝线的调整，全麻下手术仍存在过矫和欠矫的可能，患者和家长 / 监护人常常无法接受。文献报道，通过三棱镜矫正不仅可以消除复视、维持双眼视功能和预防新的弱视产生，而且，通过一段时间的三棱镜矫正，内斜视的度数逐渐减少，大多数患者可以不用二次手术。我们的经验是对这类患者，三棱镜治疗可以消除复视、维持双眼视功能和预防新的弱视产生，是否可以避免二次手术仍需要长期随访来证实。

**病例 5：集合不足**

患者王某某，女，12 岁。主诉：双眼视物模糊尤以近处明显 1 年余。

现病史：患者近 1 年以来，自述看书超过半小时出现眼痛、眼胀，视物模糊的症状，稍作休息后症状可缓解，但再度看书后症状再次出现，还可以伴有流泪、畏光等症状。

既往史：无特殊。

眼部检查：视力 Vod：1.0（远），J1（近），睫状肌麻痹验光 +0.25DS ＝1.0；Vos：1.0（远），J1（近），睫状肌麻痹验光 +0.25DS＝1.0。双眼屈光介质透明，眼底检查未见异常。

专科检查：

| 双眼视检查 | |
| --- | --- |
| 水平隐斜 | $-10^{\triangle}$（远），正位（近） |
| AC/A | 2/1 |
| 集合近点 | 15cm |
| BI 聚散力 | ×/10/5（远），11/21/9（近） |
| BO 聚散力 | 9/17/9（远），4/6/2（近） |
| NRA | +1.5 |
| PRA | −2.25 |
| 调节幅度 | 12D（双眼） |
| 双眼调节灵活度 | 2cpm |

诊断：集合不足。

诊断要点：出现与近距离用眼有关的眼部症状，看近较大外隐性斜视，集合近点 >10cm。需与下列疾病鉴别：

1. 未矫正的屈光不正　近视，远视，散光，特别是屈光参差，都会影响阅读的有效性。在矫正这些屈光不正后，患者症状明显改善，且患者无明显集合近点异常。

2. 隐性外斜视　比较大的隐性外斜视，看远和看近相同，偶然表现为间歇性外斜视。

3. 集合麻痹　突然发病，单眼内转功能正常，两眼同向运动功能正常，仅在近距离内两眼不能集合而表现为复视症状，可能伴有神经系统的一些症状。

4. 假性集合功能不足　原发问题为调节不足，集合不足为继发。如果配戴正镜片，在解决调节功能不足后，集合不足症状自然改善。

解析：该患者出现与阅读有关的视觉症状，近距离用眼比较多的情况下症状加重，无眼部器质性病变，无明显屈光不正。患者看近明显隐性外斜视，看远正位，集合近点增加，BO 聚散力，NRA，调节灵敏度，AC/A 均下降，提示集合不足，因此诊断明确。该患者的治疗主要通过视觉训练来改善和治疗其伴随症状。

（刘 睿 刘 红）

# 索　引